Vikash Agnihotri

Pró-drogas mútuas à base de curcumina

Vikash Agnihotri

Pró-drogas mútuas à base de curcumina

Medicamentos Antiinflamatórios

ScienciaScripts

Imprint

Cover image: www.ingimage.com

This book is a translation from the original published under ISBN 978-620-7-99919-4.

Publisher:
Sciencia Scripts
is a trademark of
Dodo Books Indian Ocean Ltd. and OmniScriptum S.R.L publishing group

120 High Road, East Finchley, London, N2 9ED, United Kingdom
Str. Armeneasca 28/1, office 1, Chisinau MD-2012, Republic of Moldova, Europe
Printed at: see last page
ISBN: 978-620-8-08063-1

SÍNTESE DE PRÓ-FÁRMACOS MÚTUOS À BASE DE CURCUMINA PARA ALGUNS FÁRMACOS ANTI-INFLAMATÓRIOS

Índice

CAPÍTULO 1: INTRODUÇÃO

PRODRUGS

O termo pró-fármaco foi introduzido por Albert, que utilizou "pró fármaco" ou "pró agente" para se referir a um composto farmacologicamente inativo que é transformado pelo sistema dos mamíferos numa substância ativa por meios químicos ou metabólicos [1, 2]. Outro termo, latenciação de fármacos, que implica um elemento ou componente de desfasamento temporal, foi cunhado por Harper [3, 4]. Mais tarde, tentou-se utilizar o conceito de pró-fármaco e de fármaco latenciado para resolver vários problemas e a definição de latenciação de fármacos foi alargada de modo a incluir a regeneração não enzimática dos compostos originais [5].

A abordagem dos pró-fármacos surgiu como um instrumento para ultrapassar vários obstáculos à formulação e à orientação dos fármacos, tais como a instabilidade química, a fraca solubilidade aquosa, a penetração cerebral inadequada, a absorção oral insuficiente, a irritação local e a toxicidade [6]. Justifica-se pelo facto de que, uma vez ultrapassada a barreira à utilização do composto original, estas formas temporárias podem ser convertidas no composto original livre que pode exercer a sua atividade farmacológica.

Um pró-fármaco é, assim, definido como um derivado biologicamente inativo de uma molécula de fármaco de origem que, normalmente, requer uma transformação química ou enzimática no organismo para libertar o fármaco ativo e possui propriedades de administração melhoradas em relação à molécula de origem [7-9]. Estas caraterísticas atractivas tornam os pró-fármacos uma estratégia bem reconhecida para melhorar a orientação do fármaco, para melhorar as propriedades físico-químicas, biofarmacêuticas ou farmacocinéticas de compostos farmacologicamente potentes e, assim, aumentar a utilidade de um potencial fármaco. A representação esquemática do conceito de pró-fármaco é apresentada na Fig. 1.1.

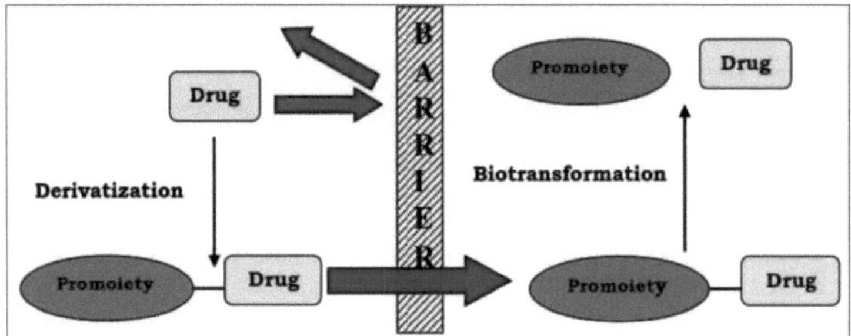

Fig 1.1 Representação esquemática do conceito de pró-fármaco

RACIONAL PARA A UTILIZAÇÃO DE PRÓ-FÁRMACOS

Um fármaco só pode exercer o efeito farmacológico desejado se atingir o seu local de ação. As três principais fases envolvidas na interação fármaco-recetor ou na biodisponibilidade biológica do fármaco incluem a fase farmacêutica, a fase farmacocinética e a fase farmacodinâmica]10]. Muitas barreiras que limitam a capacidade do fármaco para atingir um órgão-alvo desejado e o local recetor subsequente são consideradas de origem farmacocinética, como mostra a Fig. 1.2.

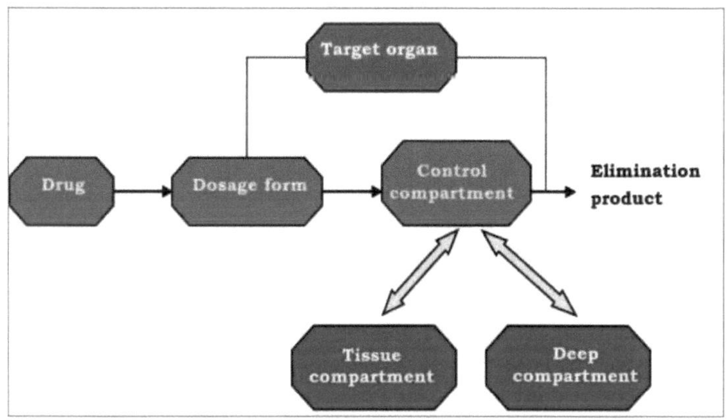

Fig 1.2 Modelo farmacocinético para um medicamento típico

Para além destas, as barreiras de origem não farmacocinética e farmacodinâmica também podem impedir um medicamento de atingir o alvo desejado. Incluem limitações patológicas, como a toxicidade, a elevada incidência de efeitos secundários e a teratogenicidade, limitações farmacêuticas, como a instabilidade química do produto ou da formulação, limitações psicológicas, como o sabor desagradável, a dor no local da injeção e os danos cosméticos para o doente, e barreiras económicas.

A maioria destas limitações pode ser ultrapassada através da abordagem dos pró-fármacos, mas, depois de ultrapassadas as várias barreiras, o pró-fármaco deve converter-se rapidamente na fração ativa após atingir o local-alvo. A consciência de que o início, a intensidade e a duração da ação do fármaco são grandemente afectados pelas suas propriedades físico-químicas promoveu o aparecimento de vários modelos teóricos e preditivos para a conceção e avaliação de fármacos [11, 12]. A conceção de uma forma eficiente, estável, segura, aceitável e estética de direcionar um fármaco para o seu local de ação, ultrapassando simultaneamente várias barreiras físicas, químicas e sociais, é certamente uma área em que a utilização da abordagem dos pró-fármacos tem um grande potencial.

FASE FARMACÊUTICA

A fase farmacêutica pode ser considerada como a fase de desenvolvimento que envolve a identificação de uma nova entidade química com potencial terapêutico medido ou proposto e a sua incorporação num sistema de administração de medicamentos. O sistema de administração pode ser uma das formas tradicionais, como comprimidos, cápsulas, injecções e cremes/pomadas, bem como os novos modos de administração de medicamentos, como lopossomas, implantes, etc. Dois obstáculos identificados na fase de desenvolvimento de medicamentos comercialmente utilizáveis são

(i) Propriedades estéticas, como o odor, o sabor (no caso de utilização pediátrica ou quando se destina a administração oral), a dor aquando da injeção, a irritabilidade gastrointestinal (GI) da nova molécula.

(ii) Problemas de formulação de medicamentos, nomeadamente, perfil de estabilidade, propriedades físico-químicas indesejáveis, como solubilidade, polaridade, coeficiente de partição e valores de PKa, que impedem a sua incorporação num sistema específico de administração de medicamentos.

UTILIZAÇÃO DE PRÓ-FÁRMACOS PARA ULTRAPASSAR BARREIRAS FARMACÊUTICAS

A utilidade dos pró-fármacos para ultrapassar os vários problemas estéticos e de formulação de medicamentos é discutida na secção seguinte.

Mascarar o sabor ou o odor

O sabor indesejável surge devido a uma solubilidade adequada e à interação do fármaco com os receptores gustativos, o que pode ser resolvido diminuindo a solubilidade do fármaco ou do pró-fármaco na saliva. O cloranfenicol, um fármaco extremamente amargo, foi derivado em cloranfenicol-palmitato, um éster pouco solúvel. Possui baixa solubilidade aquosa, o que o torna insípido, sofrendo posteriormente hidrólise in vivo em cloranfenicol ativo por ação da lipase pancreática. O odor é outra preocupação estética para alguns medicamentos, que são frequentemente líquidos ou sólidos voláteis com uma pressão de vapor significativa que os torna difíceis de formular. Um exemplo clássico são os mercaptanos voláteis utilizados como agentes tuberculostáticos para o tratamento da lepra. O etil mercaptano tem um ponto de ebulição de 25°C e um forte odor desagradável. Por outro lado, o dietil ditio-isoftalato, um pró-fármaco do etil mercaptano, tem um ponto de ebulição mais elevado e é relativamente inodoro [13, 14].

Minimizar a dor no local da injeção

A dor causada pela injeção intramuscular deve-se principalmente à natureza fracamente ácida ou à fraca solubilidade aquosa dos fármacos [15]. Por exemplo, a injeção intramuscular de um antibiótico como a clindamicina e de um anticonvulsivo como a fenitoína foi considerada dolorosa devido à fraca solubilidade aquosa e pode ser ultrapassada através da produção de pró-fármacos de éster de fosfato, respetivamente, e da manutenção das formulações a pH 12 [16-18].

Alteração da solubilidade do medicamento

A abordagem dos pró-fármacos pode ser utilizada para aumentar ou diminuir a solubilidade de um fármaco, consoante a sua utilização final. Por exemplo, o succinato de cloranfenicol e o palmitato de cloranfenicol, pró-fármacos ésteres do cloranfenicol, têm uma solubilidade aquosa aumentada e reduzida, respetivamente. Com base na alteração da solubilidade, o pró-fármaco succinato sódico de cloranfenicol é considerado adequado para administração parentérica 19. A abordagem do pró-fármaco é também útil para uma melhor absorção gastrointestinal. Observou-se que o sulindac, um pró-fármaco do sulfureto de sulindac, sendo mais solúvel em água e com suficiente lipofilicidade, torna este medicamento adequado para administração oral [20, 21].

Melhoria da estabilidade química

A estabilidade química é um parâmetro extremamente necessário para que cada agente terapêutico exerça a sua atividade farmacológica durante um período mais longo. É desejável um prazo de validade de, pelo menos, 2 anos, exceto no caso de vacinas, agentes citotóxicos e outros medicamentos que salvam vidas. Embora a instabilidade química possa ser resolvida em grande medida através de formulações adequadas, o seu fracasso exige a utilização de uma abordagem de pró-fármacos. A abordagem dos pró-fármacos baseia-se na modificação do grupo funcional responsável pela instabilidade ou na alteração das propriedades físicas do fármaco, o que resulta na redução do contacto entre o fármaco e o meio em que é instável.

Esta abordagem foi utilizada com êxito para inibir a auto aminólise, que ocorre devido à capacidade do grupo NH2 da cadeia lateral para se ligar ao anel β-lactâmico de outra molécula, na molécula de ampicilina em solução concentrada, gerando espécies poliméricas de ampicilina [22, 23]. A produção de hetacilina, um pró-fármaco da ampicilina formado pela reação de acetona e ampicilina, "liga" o grupo amina, inibindo assim a autoaminólise [24].

UTILIZAÇÃO DE PRÓ-FÁRMACOS PARA ULTRAPASSAR BARREIRAS

FARMACOCINÉTICAS

A abordagem dos pró-fármacos pode ser utilizada com êxito para ultrapassar as várias barreiras farmacocinéticas, melhorando assim o valor terapêutico do medicamento original.

Para ultrapassar os problemas de absorção

A má absorção do fármaco pode dever-se às propriedades físico-químicas do próprio fármaco. A biodisponibilidade após a administração oral de vários agentes insolúveis em água é frequentemente limitada pela taxa de dissolução, enquanto a absorção de agentes altamente polares é frequentemente limitada pelo seu transporte através da membrana celular gastrointestinal. Uma vez que a maioria dos fármacos é absorvida por difusão passiva, é necessário um certo grau de lipofilicidade para uma absorção eficaz através da barreira gastrointestinal [25]. No caso de compostos altamente polares, a administração de pró-fármacos menos polares e mais lipofílicos promove a absorção gastrointestinal. Além disso, muitos fármacos são mal absorvidos pelo sistema nervoso central, pelos olhos ou através da pele devido à sua natureza altamente polar e a abordagem dos pró-fármacos ajuda a ultrapassar estas barreiras.

Melhoria da absorção oral

Vários agentes terapêuticos, como vitaminas hidrossolúveis, análogos estruturais de nucleósidos naturais de purina e pirimidina, dopamina, antibióticos como a ampicilina e a carbenicilina, fenitoína e glicosídeos cardíacos como a gitoxina, sofrem de má absorção gastrointestinal. A principal causa da má absorção destes agentes é a sua natureza altamente polar, a sua fraca lipofilicidade e/ou o seu metabolismo durante o processo de absorção. Pelo contrário, a gitoxina, um glicosídeo cardíaco, tem uma biodisponibilidade oral muito fraca devido a uma solubilidade aquosa limitada [26]. Este problema pode ser manipulado com êxito utilizando a abordagem de pró-fármacos. A absorção de vitaminas hidrossolúveis foi melhorada através da derivatização do ião tiolato para formar pró-fármacos solúveis em lípidos. A dopamina foi tornada útil através da produção do seu precursor L-Dopa. Embora a L-Dopa seja altamente polar, é transportada ativamente através de um mecanismo específico de transporte ativo de L-aminoácidos e regenera a dopamina por descarboxilação. Observa-se que os ésteres aciloximetilados da ampicilina, como a bacampicilina, a telampicilina e a pivampicilina, têm caraterísticas de biodisponibilidade superiores às da ampicilina [27, 28]. Do mesmo modo, os ésteres α-carboxílicos, como a carbecilina (éster α-carboxifenílico) e a geocilina (carbenicilina indanil sódica), foram considerados adequados para ultrapassar os problemas associados à carbenicilina [29, 30]. Outro estudo mostrou que o pró-fármaco penta-acetil da gitoxina tem quatro a cinco vezes mais solubilidade aquosa [31].

Melhoria da absorção oftálmica

A utilidade da epinefrina como agente adrenérgico no tratamento do glaucoma é limitada devido à sua natureza altamente polar. O derivado dipivalílico da epinefrina, formado pela acilação de grupos hidroxilo fenólicos, mostrou uma maior eficácia terapêutica. A solubilidade lipídica dos derivados dipivalílicos é muito superior à do seu composto de origem, o que facilita o seu transporte através de uma barreira lipoidal durante a absorção corneana.

Melhoria da absorção percutânea

A mefenida e o corticosteroide são utilizados no tratamento de doenças inflamatórias, queimaduras, alérgicas e pruriginosas, mas a sua aplicação é limitada devido à fraca absorção percutânea. Observou-se que o cloridrato de mefenida e o sal de acetato de mefenida apresentaram melhor resposta do que o medicamento original [32]. Mas devido à natureza básica muito mais forte do ião acetato, o equilíbrio é forçado para a formação do fármaco original rapidamente em comparação com o sal de cloridrato. O problema da fraca absorção percutânea dos corticosteróides foi ultrapassado através da produção de vários pró-fármacos ésteres [33].

Prevenção do Metabolismo Pré-Sistémico

A fração fenólica, a desalquilação oxidativa N- e O-, a clivagem de ésteres e a degradação de peptídeos são responsáveis pelo metabolismo pré-sistémico de vários fármacos. De facto, há dois tipos de fármacos que se enquadram nesta categoria. Os primeiros são os fármacos rapidamente degradados pelo estado ácido do estômago e os fármacos da segunda categoria degradam-se devido a enzimas presentes na mucosa gastrointestinal e no fígado. A degradação enzimática é talvez de maior importância do que a degradação química.

O metabolismo rápido dos fármacos nestes órgãos é designado por efeito de primeira passagem [34]. O metabolismo de primeira passagem de um fármaco pode ser evitado se o grupo funcional suscetível de ser metabolizado for protegido temporariamente por derivatização. Alternativamente, a manipulação do fármaco para alterar as suas propriedades físico-químicas pode também alterar a formação do complexo fármaco-enzima.

A abordagem dos pró-fármacos foi utilizada com êxito para ultrapassar o problema do metabolismo considerável dos fármacos esteróides, do propranolol, da dopamina, da morfina e das catecolaminas, através da produção de derivados acetilados de vários esteróides, 17α, 21-acetonidos de vários corticosteróides, éster hemisuccinato de propranolol, pró-fármaco de L-Dopa no caso da dopamina, pró-fármaco diacetil de morfina e ibuterol e pró-fármacos de bitoterol de terbutalina e N-(t-butil arternol), respetivamente.

Duração de ação mais longa

Os medicamentos com semivida curta requerem uma dosagem frequente com formas de dosagem convencionais para manter uma concentração plasmática adequada do medicamento em causa. A dosagem frequente de fármacos rapidamente eliminados do organismo resulta num efeito de pico e vale acentuado. O perfil temporal do nível plasmático e, consequentemente, a adesão do doente é muitas vezes fraca. O efeito de pico e vale pode ser minimizado pela administração do fármaco a uma taxa controlada e previsível, como a administração de ordem zero.

O prolongamento da duração da ação de um medicamento pode ser conseguido através da abordagem de pró-fármacos e pode assumir duas formas. Em primeiro lugar, a entrada do fármaco no organismo pode ser controlada por um complexo pró-fármaco/formulação de administração de fármacos, que, por conceção, liberta o fármaco a uma taxa controlada no local de absorção, seguida de conversão em fármaco antes ou imediatamente após a absorção. Em segundo lugar, pode ser concebido um pró-fármaco em que a conversão no fármaco de origem se torne o fator limitador da taxa de libertação no meio sistémico.

Diminuir a toxicidade local e sistémica dos medicamentos

Uma das propriedades desejadas na conceção e orientação de fármacos é a obtenção de atividade terapêutica sem toxicidade. Parece muito difícil, a não ser que se consiga uma entrega do fármaco num local específico. Vários fármacos anti-inflamatórios não esteróides, como o ácido salicílico e a indometacina, danificam gravemente a mucosa gastrointestinal devido à presença de um grupo carboxílico livre. Alguns outros agentes terapêuticos, como o sulfureto de sulindac, a 5,5-etilfenilhidrazina e a fenitoína, e antibióticos como a adriamicina, sofrem com o problema da toxicidade devido a uma solubilidade aquosa inadequada, a uma distribuição incorrecta e a uma distribuição tecidular elevada, respetivamente [41].

CLASSIFICAÇÃO DOS PRÓ-FÁRMACOS

Os pró-fármacos são classificados em quatro classes. Estas são as seguintes

(i) Pró-fármacos ligados ao transportador

(ii) Prodrogas tripartidas

(iii) Mutual Prodrugs

(iv) Pró-fármacos poliméricos

Pró-fármacos ligados ao transportador

Várias propriedades físico-químicas adversas do fármaco podem ser adaptadas e os efeitos secundários podem ser minimizados através da ligação de um grupo transportador não tóxico ou de um promotor para formar um novo composto, ou seja, um pró-fármaco, a partir do qual o fármaco original é regenerado in vivo. Um exemplo comum é o éster dipivalílico da epinefrina, que aumenta a absorção pela córnea e inibe a rápida destruição metabólica da epinefrina. Além disso, os pró-fármacos produzem menos efeitos secundários cardiovasculares [42].

Prodrogas tripartidas

As estruturas da maioria dos pró-fármacos são de natureza bipartida, em que o fármaco principal está ligado diretamente ao promotor. No entanto, nalguns casos, os pró-fármacos bipartidos podem ser instáveis devido à natureza inerente da ligação fármaco-promotipo. Este problema pode ser ultrapassado através da conceção de um pró-fármaco tripartido, utilizando um espaçador ou grupo conetor entre o fármaco e o promotor. O grupo espaçador ou conetor deve ser concebido de forma a que a ativação inicial seja seguida de uma clivagem espontânea da ligação espaçadora remanescente do fármaco em condições fisiológicas para libertar o fármaco original, por exemplo foi concebido um modelo de pró-fármaco tripartido P-(N-(terc-butiloxicarbonilo) lisilo) amido) benziloxicarbonilo)-P-nitro anilina, em que o grupo N-terc-butiloxicarbonilo lisina é o promotor, o grupo P- amido benziloxicarbonilo é o grupo espaçador e a P-nitro anilina é o fármaco.

Mutual Prodrugs

Os pró-fármacos mútuos são definidos como dois agentes farmacologicamente activos unidos de modo a que cada um actue como um promotor para o outro e vice-versa 43. O benorylate é um exemplo comum desta categoria, que é um pró-fármaco do ácido acetil salicílico e do paracetamol. A principal vantagem associada a este pró-fármaco é o tratamento da inflamação crónica com uma dose reduzida e um risco reduzido de irritação

Pró-fármacos poliméricos

Neste tipo, que também é conhecido como pró-fármaco macromolecular, o fármaco é disperso ou incorporado no sistema polimérico (tanto natural como sinteticamente preparado) sem formação de ligação covalente entre o fármaco e o polímero [44]. Um exemplo é a mostarda de p-fenileno diamina ligada covalentemente à espinha dorsal do polímero poliamino ácido poliglutâmico.

Bioprecursores

O bioprecursor não contém uma ligação temporária entre o fármaco ativo e a substância transportadora, mas foi concebido a partir de uma modificação molecular do próprio princípio ativo. Atualmente, são conhecidos numerosos fármacos que exercem efeitos farmacológicos após a sua conversão em metabolito ativo. Um exemplo é o da fenilbutazona. A fenilbutazona é metabolizada em oxifenbutazona, que é responsável pela atividade anti-inflamatória do fármaco original [45].

AINES

Os medicamentos anti-inflamatórios não esteróides (AINE) são utilizados principalmente para tratar a inflamação, a dor ligeira a moderada e a febre. As diversas utilizações dos AINE incluem o tratamento de cefaleias, artrite, gota, artropatias inflamatórias, dismenorreia, lesões desportivas, enxaqueca, dor pós-operatória, lesões tecidulares, ciática e reumatismo [46].

Os AINE são estruturalmente constituídos por uma fração ácida representada por um grupo ácido carboxílico, um grupo enólico, um grupo ácido hidroxâmico e um anel sulfonamida ou tetrazol (Fig. 1.3). O centro de acidez está ligado a um anel aromático ou heteroaromático plano dos AINE. A atividade anti-inflamatória depende do centro ácido ligado ao anel aromático ou hetero aromático plano. A lipofilicidade dos AINEs deve-se à formação de uma cadeia alquílica ou de um anel aromático adicional ligado à fração plana.

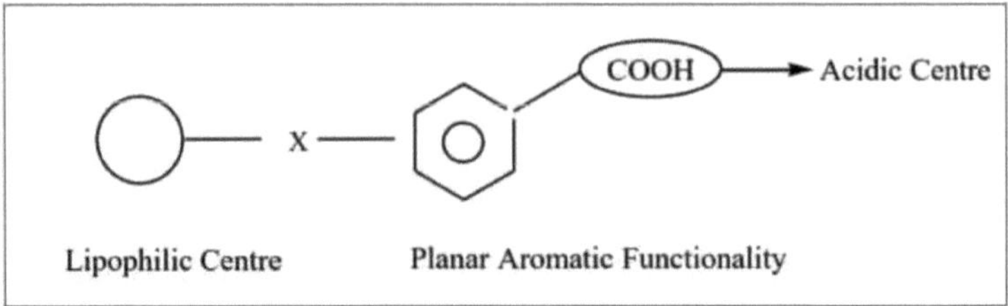

Fig 1.3 Estrutura geral dos AINEs

Mecanismo de ação

Os AINE actuam inibindo a biossíntese da prostaglandina (PG), que é a causa básica da febre, da dor e das condições inflamatórias. A biossíntese das PG envolve a libertação de ácido araquidónico (AA) das membranas celulares danificadas pela ação da fosfolipase. O AA é metabolizado pela ciclo-oxigenase (COX) em prostanóides e pela lipoxigenase em leucotrienos, respetivamente [47] (Fig. 1.4).

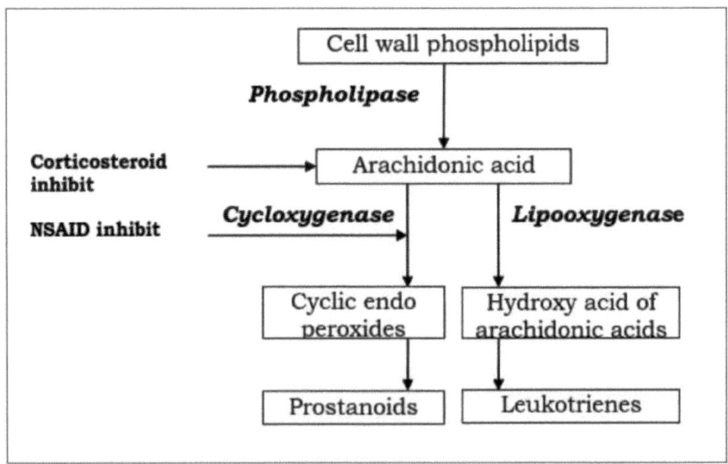

Fig 1.4 Via biossintética das prostaglandinas

A COX existe em duas isoformas, COX-1 e COX-2. A COX-1 está presente nos tecidos do sistema nervoso central, nas plaquetas, nos rins e na mucosa gástrica. A COX-1 desempenha um papel importante na agregação plaquetária, na produção de tromboxano e também é responsável pela síntese de PGs envolvidos na formação da barreira protetora da mucosa contra o ácido gástrico. A COX-2 é sobretudo uma isoforma induzível presente no cérebro e nos rins e está associada a uma concentração elevada de PGs durante a inflamação, a dor e a febre. Os AINEs inibem tanto a COX-1 como a COX-2, reduzindo assim a dor e a inflamação [48].

Acções benéficas devidas à inibição da síntese de PG

(i) Analgesia: Os AINE são analgésicos ligeiros. Os AINE não afectam a sensibilidade induzida pela aplicação direta de PGs, mas bloqueiam a dor induzida por estes. Outros mecanismos de alívio da dor nos neurónios periféricos ou centrais estão também a ser propostos para os AINE [49].

(ii) Antipirético: Os AINEs reduzem a temperatura corporal na febre, mas não causam hipotermia em indivíduos normais. A febre durante a infeção é produzida através da geração de pirogénios, interleucinas e interferões que induzem a produção de PG no hipotálamo. Os AINEs bloqueiam a produção da ação dos pirogénios, mas não a da PGE2 induzida no hipotálamo.

(iii) Anti-inflamatórios: Considera-se que o mecanismo mais importante da ação anti-inflamatória dos AINEs é a inibição da síntese de PG no local da lesão. A potência anti-inflamatória de diferentes compostos corresponde à sua potência de inibição da COX. A inflamação é o resultado da participação concentrada de um grande número de factores vasoactivos, quimiotácticos e proliferativos, havendo muitos alvos para a ação anti-inflamatória.

Curcumina

A Curcuma longa (açafrão-da-terra) é uma especiaria para caril e uma erva medicinal tradicional com uma longa história de utilização como tratamento de doenças inflamatórias. O stress oxidativo e os danos oxidativos estão envolvidos na fisiopatologia de muitas doenças inflamatórias e degenerativas crónicas, na diminuição da saúde e no aumento da probabilidade de doenças crónicas como o cancro, a aterosclerose, a doença de Alzheimer, as perturbações metabólicas, etc. São provavelmente causadas por uma inflamação de baixo grau provocada pelo stress do oxigénio, tal como indicado pelo aumento de citocinas pró-inflamatórias como a IL-6, a IL-1 e o TNF-α.

Foram testados vários agentes para melhorar a biodisponibilidade da curcumina através destes vários mecanismos. A maioria foi desenvolvida para bloquear a via metabólica da curcumina, a fim de aumentar a sua biodisponibilidade. Por exemplo, a piperina, um conhecido potenciador da biodisponibilidade, é o principal componente ativo da pimenta preta A curcumina está disponível em várias formas, incluindo cápsulas, comprimidos, pomadas, bebidas energéticas, sabonetes e cosméticos.

Os curcuminóides foram aprovados pela Food and Drug Administration (FDA) dos EUA como "Generally Recognized as Safe" (GRAS), e os ensaios clínicos demonstraram uma boa tolerabilidade e segurança, mesmo em doses entre 4000 e 8000 mg/dia e em doses até 12000 mg/dia de uma concentração de 95% de três curcuminóides: curcumina, bisdemetoxicurcumina e desmethoxicurcumina. A inflamação está associada à alteração das vias de sinalização, o que resulta num aumento dos níveis de marcadores inflamatórios, peróxidos lipídicos e radicais livres. Também foi levantada a hipótese de que a inflamação desempenha um papel central no processo de cicatrização de feridas e no combate à infeção.

Existem duas fases de inflamação - inflamação aguda e inflamação crónica. A inflamação aguda é uma fase inicial da inflamação (imunidade inata) mediada pela ativação do sistema imunitário, que persiste apenas por um curto período de tempo e é geralmente benéfica para o hospedeiro. Se a inflamação durar mais tempo, inicia-se a segunda fase da inflamação (inflamação crónica), que pode dar início a várias doenças crónicas, como a obesidade, a diabetes, a artrite e a pancreatite.

Impacto fisiológico e fisiopatológico da curcumina

Os efeitos da curcumina na modulação da inflamação são ainda vagos, mas parece influenciar múltiplas moléculas de sinalização. Parte do seu efeito é atribuído à inibição do fator nuclear (NF)-kappa B, um regulador essencial da inflamação que é induzido por vários estímulos pró-inflamatórios e que resulta, entre outras coisas, da sinalização mediada pelo TNF-α. Estudos em roedores demonstraram que a curcumina suprime as respostas imunitárias inatas e a expressão de NF-kappa B através da inibição do complexo do recetor Toll-like (TLR) ao nível do recetor [50]. Além disso, outros estudos sobre modelos de ratinhos com hepatite demonstraram que a curcumina pode melhorar a hepatite mediada por células T, inibindo a expressão de TLR2, TLR4 e TLR9 no fígado. Por último, foi demonstrado que a curcumina exerce uma atividade anti-inflamatória ligando-se diretamente a moléculas pró-inflamatórias como o TNF-α, a ciclo-oxigenase (COX)-1, a COX-2, a glicoproteína α 1-ácido humana (AGP) e a proteína 2 de diferenciação mieloide (MD-2) [51].

CAPÍTULO 2: REVISÃO DA LITERATURA

Foi efectuada uma revisão da literatura em várias revistas científicas, sítios Web e bibliotecas.

1. **Slawomir Kwiecien et al 2019** [52] analisaram a curcumina e concluíram que pode exercer uma vasta gama de propriedades pleiotrópicas benéficas no trato gastrointestinal, como a proteção contra a esofagite de refluxo, o esófago de Barrett e os danos na mucosa gástrica induzidos por anti-inflamatórios não esteróides (AINE) e agentes necrosantes. Esta revisão foi concebida para analisar os dados existentes de estudos in vitro e in vivo em animais e humanos, a fim de determinar os mecanismos de eficácia terapêutica da curcumina na proteção e cicatrização de úlceras do trato gastrointestinal superior.

2. **Joon-Yeop Yang, et al, 2018** [53] descobriram que a curcumina atenuou significativamente a gravidade da colite induzida por DSS e a ativação de NF-kB e STAT3, bem como a expressão de COX-2 e óxido nítrico sintase induzível. Na curcumina, o seu análogo não electrofílico, a tetrahidrocurcumina, tem efeitos inibitórios muito mais fracos.

3. **Loganes, Claudia, et al, 2017** [54] mediram o efeito da curcumina adicionada como pré-tratamento em diferentes intervalos de tempo antes da estimulação com IFNγ. A administração de curcumina à cultura HT29 antes do estímulo inflamatório IFNγ reduziu a taxa de apoptose celular. Este efeito diminuiu gradualmente com a redução do tempo de pré-incubação da curcumina. Esta ação anti-apoptótica do pré-tratamento com curcumina foi acompanhada por uma redução da IL7 segregada nos meios de cultura HT29, embora não tenha havido alterações relevantes nos níveis de outras citocinas. O pré-tratamento com curcumina pode proteger as células intestinais de danos inflamatórios. Estes resultados podem servir de base para estudar o papel preventivo da

curcumina nas doenças inflamatórias intestinais.

4. **Remya Sreedhar et al, 2016** [55] sugeriram que o dano oxidativo contínuo pode levar à cascata de sinalização inflamatória na DII. A curcumina, um potente modulador da sinalização celular, é popular pelas suas actividades antioxidantes e anti-inflamatórias, e já demonstrou resultados terapêuticos notáveis na DII. Aqui, revemos e discutimos os efeitos da curcumina como agente terapêutico na quimioprevenção da DII.

5. **Liu, Wenfeng, et al, 2015** [56] compararam a curcumina e o AINE original (ácido salicílico e salsalato), a aplicação tópica de **A11** e **B13** no edema da orelha do rato, antes do tratamento com TPA, suprimiu marcadamente a expressão de IL-1β, IL-6 e TNF-α, respetivamente. Mecanisticamente, **A11** e **B13** bloquearam a fosforilação de IκBα e suprimiram a ativação de p65 e IκBα. Verificou-se que **A11** e **B13** podem ser potentes agentes anti-inflamatórios para o tratamento de doenças inflamatórias.

6. **Boyapelly, et al, 2017** [57] adicionou um grupo fosfato à posição C-4 de **1**, levando ao pró-fármaco **2** mais solúvel em água e seu sal de amônio **3**, que possui maior estabilidade em comparação com **2**. Aqui são relatados a síntese, caraterização, solubilidade e estabilidade do pró-fármaco fosfato **3** em meio biológico em comparação com **1**, bem como novos resultados sobre suas propriedades antiinflamatórias in vivo. Conforme projetado, a solubilidade do pró-fármaco **3** foi superior à do produto natural original **1** (9,6 mg / mL em oposição a 3,9 μg / mL). Verificou-se também que o pró-fármaco **3** como um sal de amónio possui uma excelente estabilidade como sólido e em solução aquosa, ao contrário do seu precursor de ácido fosfórico **2**.

7. **Subbaiah, et al, 2019** [58] prepararam e avaliaram pró-fármacos de fosfato e aminoácidos do inibidor da protease (IP) do VIH-1 atazanavir. Embora o pró-fármaco de

fosfato não tenha conseguido libertar 1 em ratos, a introdução de um espaçador de metileno facilitou a ativação do pró-fármaco, mas a exposição do progenitor foi inferior à que se seguiu à administração direta de 1. Os dipeptídeos de aminoácidos Val e Val-Val conferiram uma baixa exposição plasmática do progenitor, embora a exposição dos pró-fármacos tenha sido elevada, reflectindo uma boa absorção. O rastreio de aminoácidos adicionais resultou na identificação de um éster de l-Phe que proporcionou uma melhor exposição de 1 e níveis reduzidos do pró-fármaco em circulação. A edição molecular posterior, centrada na conceção do ligante, culminou na descoberta do derivado dipeptídico auto-imolante l-Phe-Sar 74, que proporcionou uma AUC quatro vezes melhor e valores Ctrough oito vezes mais elevados de 1 em comparação com a administração oral do próprio fármaco, demonstrando uma abordagem bem sucedida do pró-fármaco para a administração oral de 1.

8. **Sharma e Khan, 2003** [59] converteram o naproxeno, a probenecida, o diclofenac, o ibuprofeno e a indometacina em derivados de hidrazida através do seu éster metílico, reagindo com hidrato de hidrazina, que foram posteriormente condensados com ésteres beta-ceto para obter os derivados de pirazolona. Os derivados de hidrazida da probenecida e do diclofenac foram também reagidos com ácido bifenilacético, enquanto a hidrazida do naproxeno foi reagida com ácido p-cloro benzoico, para além do ácido bifenilacético, para sintetizar os seus análogos oxadiazólicos. Alguns membros selecionados dos compostos preparados foram analisados quanto à sua atividade anti-inflamatória e analgésica.

9. **Carrilli-Cocom, et al, 2020** [60] avaliaram as actividades antiproliferativa e anti-inflamatória de dois pró-fármacos da diosgenina. Os pró-fármacos foram obtidos por esterificação da diosgenina na posição 3 com ácido 4-oxo-4-(prop-2-yn-1-

yloxy)butanóico, seguida de reação de clique no alquino terminal com dendrões N-alquilados de 3-azidopropan-1-ol, resultando num pró-fármaco com grupos terminais de éster metílico e um derivado com grupos terminais de éster terc-butílico, a hidrólise do derivado de éster terc-butílico deu origem a um pró-fármaco com terminais de ácido carboxílico. Todos os compostos foram completamente caracterizados por 1H e 13C NMR, ATR-FTIR e HR-ESI TOF. Os estudos dos efeitos anti-inflamatórios no edema da orelha do rato dos pró-fármacos éster metílico e ácido carboxílico terminal, utilizando a diosgenina e a dexametasona como controlos positivos, mostraram a superioridade do pró-fármaco éster metílico terminal com um ED50 quatro vezes inferior ao da dexametasona.

10. Kohan, et al, 2015 [61] sintetizou um pró-fármaco peptídico de glucosamina (GlcN) com permeabilidade intestinal aumentada através do *transportador de peptídeos* intestinais *1 (PepTl)* O derivado de éster de glicina-valina de GlcN (GVG) foi sintetizado utilizando a síntese em fase sólida seguida da caraterização e avaliação da sua estabilidade físico-química e intestinal. Além disso, a GVG foi avaliada quanto à sua capacidade de ser biotransformada em GlcN no homogenato de fígado. Foi também avaliada a absorção *in vitro* do novo pró-fármaco através do intestino evertido do rato. O GVG demonstrou um aumento significativo e significativo da permeabilidade intestinal em comparação com o GlcN. Apresentou uma estabilidade favorável no intestino e uma clivagem rápida em GlcN após exposição ao homogenato de fígado.

11. Negrya, et al, 2020 [62] sintetizaram um conjunto de derivados de nucleósidos de pirimidina com substituintes alquiltriazolilmetil estendidos na posição 5 da base nucleica e mostraram a sua atividade significativa contra a estirpe de laboratório virulenta H37Rv do *Mycobacterium tuberculosis*, bem como contra a estirpe MS-115 resistente a medicamentos. A presença de um longo substituinte hidrofóbico leva à redução da solubilidade em água dos nucleósidos, tornando a sua atividade antibacteriana difícil de estudar. Foi sintetizada uma série de formas solúveis em água de 2'-desoxiuridinas **4a-c** e **8a-c** modificadas. Estas formas parecem ser pelo menos duas ordens de grandeza mais solúveis do que os compostos originais **1a** e **1b**. O seu tempo de meia-hidrólise foi de 5-12 h, o que pode ser considerado ótimo para pró-fármacos utilizados na clínica. Os compostos obtidos apresentaram uma atividade moderada (MIC 48-95 µg-ml[1]) contra algumas bactérias Gram-positivas, incluindo estirpes resistentes de *Staphylococcus aureus* e *Mycobacterium smegmatis*, e foram pouco citotóxicos para as linhas celulares humanas (CD_{50} >> 100 µg·ml[1]).

12. Morris, et al, 2008 [63] sintetizaram cinco pró-fármacos (etanoato, propanoato, butanoato, octanoato e decanoato) e determinaram as suas taxas relativas de hidrólise na presença de esterase hepática porcina (PLE), um modelo para esterases cutâneas. A RMN H, a MS e a análise elementar confirmaram a síntese bem sucedida de cada pró-fármaco em alta pureza, e verificou-se que cada um deles hidrolisa na presença de PLE, com a taxa hidrolítica a atingir um máximo com o octanoato de haloperidol (C8) a 2,31 ± 0,06 nmol ml- h- ($p < 0,001$).

13. Gangrade e Karande, 2018 [64] sintetizam a forma combinada das várias bases de Schiff com Naproxen para aumentar a atividade biológica e farmacológica. Vários métodos convencionais e verdes são incorporados para a síntese das bases de Schiff, enquanto que o método de agitação simples é adaptado para a síntese de pró-fármacos mútuos. A avaliação biológica foi efectuada de acordo com a literatura. Para além das importantes actividades farmacológicas do Naproxeno, este possui efeitos secundários graves devido a determinados grupos funcionais presentes no mesmo. Assim, o método de derivatização foi incorporado para evitar os efeitos secundários do fármaco, sintetizando os seus pró-fármacos mútuos com bases de Schiff com atividade antibacteriana adicional.

14. Asirvatham et al, 2019 [65] analisaram os vários estudos QSAR dos AINE. A inflamação é uma resposta local dos tecidos dos mamíferos a lesões provocadas por qualquer agente. É o mecanismo de defesa do organismo para eliminar ou limitar a propagação do agente lesivo, bem como para remover as consequentes células e tecidos necrosados. A inflamação, sendo um fenómeno complexo, envolve uma série de mediadores celulares. Os anti-inflamatórios não esteróides (AINE) estão entre os medicamentos mais utilizados em todo o mundo. Diferentes moléculas químicas possuem diferentes actividades farmacológicas, embora existam poucos descritores comuns que todos os medicamentos devam ter para uma determinada atividade. A relação quantitativa estrutura-atividade (QSAR) é um meio útil que maximiza o potencial de identificação de uma nova molécula líder. As interações dos fármacos com os seus homólogos biológicos são determinadas por forças intermoleculares, ou seja, por interações hidrofóbicas, polares, electrostáticas e estéricas. Foram estudados vários modelos QSAR e todos apresentaram alguns resultados comuns. Observou-se que os grupos funcionais que aumentam a lipofilicidade também aumentam a atividade anti-inflamatória. A atividade dos AINEs está altamente relacionada com a lipofilicidade e, por conseguinte, depende do valor do log *P*.

15. Osman et al, 2011 [66] conceberam novos AINE utilizando a abordagem QSAR/QSPR. Os métodos de relação quantitativa estrutura-atividade/relação quantitativa estrutura-propriedade (QSAR/QSPR) representam uma tentativa de correlacionar as propriedades estruturais e/ou físicas e os descritores dos compostos com as actividades biológicas. Concebemos vários novos fármacos anti-inflamatórios não esteróides (AINE) e calculámos várias propriedades físicas e descritores moleculares como log P, momento de dipolo, calor de formação, potencial de ionização, índice de Wiener, energias HOMO (orbital molecular mais ocupado) e LUMO (orbital molecular mais baixo desocupado) e pka utilizando diferentes programas informáticos como Vega zz, Mopac, ADME e ChemDraw, etc., e comparámo-los com o composto principal, o diclofenac. Os novos compostos concebidos, que têm propriedades comparáveis às do composto principal, são selecionados para síntese. Uma boa rota sintética pode ser prevista através de modelação matemática utilizando particularmente a equação de Hendrickson W=iX li, onde W=Soma de peso, i , é o número de carbonos esqueléticos em cada peça e X é o recíproco do rendimento médio para cada etapa. Com a ajuda desta hipótese, não só se pode prever a atividade dos fármacos anti-inflamatórios não esteróides (NASID), especialmente para os novos compostos, como também se pode sugerir, através da modelação matemática, uma boa via de síntese.

16. Chikkamath et al, 2018 [67] apresentaram um estudo QSAR 2D sobre derivados de furanona como novos inibidores de COX. Estudos de relação estrutura-atividade quantitativa bidimensional (2D-QSAR) foram realizados em um conjunto de 43 novos derivados de furanona diarílica usando o módulo QSAR plus do V-Life Molecular Design Suite (MDS 3.5) usando métodos de regressão linear múltipla (MLR) e regressão de mínimos quadrados parciais (PLS) contra uma enzima COX-2. O método PLS apresentou resultados de previsão muito significativos. O modelo QSAR foi gerado por um conjunto de treino de 33 moléculas com um coeficiente de correlação (r2) de 0,7695, um coeficiente de correlação de validação cruzada (q2) de 0,5359 e um teste F de 23,3734. A contribuição da propriedade, os descritores chi, hidrofóbicos e independentes do alinhamento foram os principais contribuintes.

17. Parolini, 2020 [68] analisou e resumiu a toxicidade, em termos de toxicidade aguda e crónica, induzida pelos principais AINE detectados em águas de superfície em todo o mundo, nomeadamente o ácido acetilsalicílico (AAS), o paracetamol (PCM), o diclofenac (DCF), o ibuprofeno (IBU) e o naproxeno (NPX), tanto isoladamente como em mistura, para invertebrados de água doce. Os invertebrados desempenham um papel crucial no funcionamento do ecossistema, pelo que os efeitos induzidos pelos AINE podem ter consequências perigosas para toda a cadeia trófica da água doce. A toxicidade aguda dos AINEs ocorre apenas em concentrações elevadas e irrealistas, enquanto os efeitos sub-letais surgem também em concentrações baixas e ambientalmente relevantes de todos estes medicamentos.

18. Gao et al, 2018 [69] investigaram a eficiência da luz ultravioleta/Na2S2O8 (UV/PS) na degradação de três AINEs - diclofenaco, naproxeno e ibuprofeno - e a toxicidade de seus DPs em *Cyprinus carpio (C. carpio)*. Os resultados mostraram que os três AINEs podem ser completamente removidos (taxa de remoção > 99,9%) por UV/PS, enquanto a taxa de mineralização dos AINEs foi de apenas 28%. Quando *C. carpio* foi exposto a 0,1 μM de AINEs, 10 μM de persulfato (PS) e 0,1 μM de DPs dos AINEs durante 96 h, respetivamente, os efeitos de toxicidade são os seguintes: DPs dos AINEs > PS > AINEs. Os resultados da investigação sobre o efeito dependente do tempo dos AINEs em *C. carpio* demonstraram que foram observados efeitos tóxicos óbvios nas primeiras 48 horas e que os efeitos tóxicos se intensificaram com o tempo.

19. Huang et al, 2011 [70] ligaram covalentemente o grupo do ácido carboxílico dos fármacos anti-inflamatórios (IA) indo-metacina, (S)-naproxeno e ibuprofeno através de um espaçador de etilo de dois carbonos a uma porção de ácido sulfohidroxâmico (CH2CH2SO2NHOH) para fornecer um grupo de pró-fármacos de ésteres híbridos que libertam óxido nítrico (NO) e nitroxilo (HNO). Os dados biológicos adquiridos para esta classe até agora desconhecida de pró-fármacos de ésteres do ácido etanossulfohidroxâmico mostraram que (i) todos os compostos apresentaram propriedades de libertação de NO superiores, mas semelhantes às do HNO, em relação aos ácidos arilsulfohidroxâmicos, (ii) os pró-fármacos de ésteres de (S)-naproxeno e ibuprofeno são agentes de IA mais potentes do que o seu AINE de origem, (iii) o pró-fármaco de éster de indometacina, em contraste com a indometacina, que é altamente ulcerogénica, não apresentou lesões estomacais visíveis [índice de úlcera (UI) = 0 para uma dose oral de 80 µmol/kg], mantendo uma potente atividade de IA, e iv) que o éster do pró-fármaco da indometacina, ao contrário da indometacina, que é um inibidor seletivo ulcerogénico da COX-1, é um inibidor seletivo da COX-2 (índice de seletividade da COX-2 = 184) desprovido de ulcerogenicidade que é atribuída à sua elevada SI da COX-2 e/ou capacidade de libertar NO citoprotector.

20. Magliocca et al, 2017 [71] relataram a comparação da síntese convencional de novos pró-fármacos AINEs galactosilados com estratégias verdes e demonstram como podemos nos afastar do uso de substâncias nocivas usando um método adequado para a síntese de novos compostos. Assim, decidimos investigar a utilização de solventes e reagentes potencialmente mais limpos, tais como líquidos iónicos à temperatura ambiente, ácido clorídrico e ácido acético glacial. Além disso, foram avaliadas as estabilidades química e enzimática dos novos pró-fármacos AINEs, a fim de determinar a sua estabilidade numa solução aquosa a pH=1 e pH=7,4 e a sua viabilidade de sofrer clivagem enzimática por plasma para regenerar o fármaco original. Os resultados relativos à abordagem de síntese verde mostraram claramente uma redução do tempo e dos resíduos. Além disso, estes pró-fármacos são susceptíveis de degradação no plasma de rato, mas estáveis à hidrólise química.

21. Sucheta, 2014 [72] mascarou o grupo carboxílico do ibuprofeno sintetizando seus pró-fármacos mútuos com propifenazona por acoplamento direto e usando a técnica do espaçador (o aminoácido foi tomado como espaçador). As estruturas dos pró-fármacos sintetizados foram confirmadas por^{1} H-NMR,^{13} C-NMR, métodos espectrais de massa e FT-IR, e a sua pureza foi estabelecida por análise elementar. Os pró-fármacos mútuos foram avaliados quanto ao seu comportamento de libertação do fármaco em fluido gástrico simulado sem enzimas (SGF, pH 1,2) e fluido intestinal simulado (SIF, pH 7,4). A libertação de ibuprofeno livre dos pró-fármacos mostrou uma hidrólise negligenciável a pH gástrico em SGF, em comparação com SIF, onde sofrem uma hidrólise significativa e, assim, libertam IBU em quantidades adequadas seguindo uma cinética de primeira ordem. Ambos os pró-fármacos de IBU mantiveram intacta a atividade anti-inflamatória e exibiram uma melhor atividade analgésica juntamente com uma ulcerogénese muito reduzida.

22. Davaran et al, 2006 [73] prepararam derivados de polietilenoglicol (PEG) de ibuprofeno por esterificação de monossuccinato de PEG com éster hidroxi etílico (HEE), hidroxi etilamida (HEA) e hidroxi etil tioéster (HET) de ibuprofeno. A hidrólise de HEE-PEG, HEA-PEG e HET-PEG foi estudada in vitro com ou sem esterases para investigar a aplicabilidade destes pró-fármacos PEGilados. Os pró-fármacos poliméricos libertaram a maior fração do fármaco de origem (ibuprofeno) e uma pequena fração de derivados hidroxietílicos após 48 horas. No HET-PEG, a quantidade de fármaco libertado foi superior à do HEE-PEG e do HEA-PEG. A diferença entre soluções ácidas e alcalinas tamponadas foi considerável. No plasma humano, 50% do fármaco foi libertado do HET-PEG após 150 horas de incubação a 37°C.

22. **Makhija et al, 2013** [74] conjugaram três fármacos anti-inflamatórios não esteróides viz. ibuprofeno, diclofenaco e flurbiprofeno com sulfonamidas como sulfametoxazol e sulfanilamida através de ligação amida usando a reação de acoplamento diciclohexilcarbodiimida. Os pró-fármacos sintetizados foram analisados quanto à sua atividade analgésica e anti-inflamatória utilizando a placa quente de Eddy, o método de contorção induzida por ácido acético e o método de edema da pata de rato induzido por carragenina, respetivamente. Estes pró-fármacos foram também avaliados quanto ao seu potencial ulcerogénico. Verificou-se que todos os pró-fármacos sintetizados eram menos ulcerogénicos do que os seus fármacos anti-inflamatórios não esteróides originais e apresentavam um melhor perfil de atividade em termos de atividade analgésica e anti-inflamatória em comparação com os seus respectivos fármacos originais.

23. **Shanbag et al 1992**, [75] relataram a síntese de pró-fármacos de éster e amida de ibuprofeno (1) e naproxeno (16) e avaliaram-nos quanto à atividade anti-inflamatória e toxicidade gastrointestinal. A estrutura química dos pró-fármacos foi variada em termos de lipofilicidade e reatividade à hidrólise. A inibição da contorção induzida pelo ácido acético em ratos indicou que os pró-fármacos 7, 15, 19 e 20 apresentaram uma atividade significativamente melhor ($p < 0,01$) do que os compostos originais. O número médio de úlceras formadas na mucosa gástrica após a administração oral de 1 e 16 e dos pró-fármacos 5, 18, 21 e 22 foi determinado em ratos. Todos os pró-fármacos, exceto a amida de glicina 21, foram significativamente menos irritantes para a mucosa gástrica do que 1 ou 16.

24. **Sai Saraswathi et al, 2011** [76] sintetizaram dez pró-fármacos de Naproxeno por amidação com N- Substituído-2-cloroacetamida. Os pró-fármacos sintetizados purificados foram caracterizados pelo seu pH, TLC, IR, ^{1}H NMR, MS e análise elementar. A pureza dos pró-fármacos sintetizados foi monitorizada por HPLC. Os pró-fármacos sintetizados foram submetidos a estudos de toxicidade oral aguda, atividade anti-inflamatória e redução da atividade ulcerogénica. Obteve-se uma redução acentuada da atividade ulcerogénica e das actividades anti-inflamatórias em todos os casos, em comparação com o Naproxeno. Entre os pró-fármacos sintetizados, A-5, A-6 e A-8 mostraram uma atividade anti-inflamatória significativa e A-2 e A-5 mostraram uma atividade ulcerogénica reduzida em comparação com o Naproxeno. Em estudos de toxicidade oral aguda, todos os pró-fármacos sintetizados foram considerados não tóxicos na dose de 2000 mg/kg.

25. **Khan e Khan, 2002** [77] sintetizaram derivados glucopiranosil do ibuprofeno através da reação Knorr de Koenig modificada. Foi avaliada a atividade anti-inflamatória e analgésica e a toxicidade gastrointestinal dos pró-fármacos. Os resultados dos pró-fármacos foram melhores do que os do fármaco de origem.

26. **Pal e Banik, 2020** [78] fizeram uma revisão dos diferentes transportadores que podem ser utilizados para a síntese de pró-fármacos. São discutidos exemplos de pró-fármacos comercializados e em fase de investigação de várias promoções, não só pelas suas vantagens e utilizações, mas também pelas suas perspectivas. O objetivo desta revisão é apresentar em pormenor os fundamentos subjacentes à utilização da metodologia dos pró-fármacos desde o passado até ao presente e, ao mesmo tempo, considerar as possíveis consequências que podem resultar de uma iniciação insuficiente dos pró-fármacos. Além disso, o conceito de pró-fármaco e as classificações dos pró-

fármacos serão discutidos neste artigo e espera-se que esta revisão seja útil para os químicos medicinais na sua investigação nos próximos dias.

27. **Yao et al, 2019** [79] relataram a síntese e o estudo citotóxico de um novo pró-fármaco anticâncer de platina (IV) funcionalizado com o peptídeo LHRH. Este conjugado LHRH-platina (IV) é altamente solúvel em água e bastante estável em um tampão PBS. O estudo citotóxico revela que o pró-fármaco visa seletivamente as linhas celulares cancerígenas positivas para o recetor LHRH, com citotoxicidade 5 a 8 vezes superior à das linhas celulares negativas para o recetor LHRH. Além disso, a introdução do péptido de LHRH aumenta a acumulação celular de uma forma de endocitose mediada pelo recetor.

Além disso, está provado que o pró-fármaco LHRH-platina(IV) mata as células cancerígenas ligando-se ao ADN genómico, induzindo a apoptose e interrompendo o ciclo celular na fase G2/M. Em resumo, apresentamos um novo pró-fármaco anticancerígeno LHRH-platina(IV) com uma seletividade largamente melhorada para células cancerígenas positivas para o recetor LHRH, em relação à cisplatina.

28. **Rautio et al, 2008** [80] descreveram os grupos funcionais mais comuns que são passíveis de conceção de pró-fármacos e destacam exemplos de pró-fármacos que foram lançados ou estão a ser submetidos a ensaios em seres humanos. Os pró-fármacos são derivados biorreversíveis de moléculas de fármacos que sofrem uma transformação enzimática e/ou química *in vivo* para libertar o fármaco ativo de origem, que pode então exercer o efeito farmacológico desejado. Tanto na descoberta como no desenvolvimento de medicamentos, os pró-fármacos tornaram-se um instrumento estabelecido para melhorar as propriedades físico-químicas, biofarmacêuticas ou farmacocinéticas de

agentes farmacologicamente activos. Cerca de 5-7% dos medicamentos aprovados em todo o mundo podem ser classificados como pró-fármacos, e a implementação de uma abordagem de pró-fármacos nas fases iniciais da descoberta de medicamentos é uma tendência crescente.

29. **Gao, 2018** [81] apresentou uma visão geral dos pró-fármacos poliméricos com suas vantagens e carências. O sistema convencional de entrega de medicamentos com pequeno peso molecular geralmente exibe meia-vida mais curta, alvo não específico na corrente sanguínea e maior taxa de depuração geral. Assim, são frequentemente necessárias doses mais elevadas para fins terapêuticos e podem causar efeitos secundários terríveis, como toxicidades no organismo. Devido às toxicidades para os órgãos causadas por estas propriedades físicas e químicas desfavoráveis, são muito procurados novos sistemas de administração de medicamentos, como os poliméricos, com maior biodisponibilidade e menos efeitos secundários.

30. **Bhosle et al, 2006** [82] fazem uma revisão de várias aplicações de pró-fármacos mútuos e dos desenvolvimentos neste domínio durante algumas décadas. Um fármaco terapeuticamente importante pode ter uma utilização limitada na prática clínica devido a más propriedades organolépticas, fraca biodisponibilidade, curta duração de ação, inespecificidade, absorção incompleta, fraca solubilidade aquosa, elevado metabolismo de primeira passagem ou outros efeitos adversos. Há uma grande ênfase na investigação para descobrir métodos destinados a melhorar a sua eficácia terapêutica, minimizando ou eliminando estas propriedades indesejáveis. Por vezes, uma formulação farmacêutica adequada pode ultrapassar estes inconvenientes, mas muitas vezes a formulação galénica é inoperante e é necessária uma modificação química da molécula ativa para corrigir as suas insuficiências farmacocinéticas. Este processo de formulação química, cujo objetivo

é converter uma molécula ativa interessante num medicamento clinicamente aceitável, envolve frequentemente a chamada "conceção de pró-fármacos". O pró-fármaco mútuo é um tipo de pró-fármaco ligado ao transportador, em que o transportador utilizado é outro fármaco biologicamente ativo em vez de uma molécula inerte. Um pró-fármaco mútuo consiste em dois agentes farmacologicamente activos acoplados de modo a que cada um actue como um promotor para o outro agente e vice-versa. A conceção de pró-fármacos mútuos não é, de facto, diferente do processo geral de descoberta de medicamentos, no qual se observa que uma substância única tem efeitos farmacológicos desejáveis e os estudos das suas propriedades conduzem à conceção de melhores medicamentos. Trata-se de uma área de investigação muito frutuosa, e a sua introdução na terapia humana tem dado resultados bem sucedidos na melhoria da eficácia clínica e terapêutica de medicamentos que sofrem de algumas propriedades indesejáveis que, de outro modo, impedem a sua utilidade clínica.

CAPÍTULO 3: INVESTIGAÇÃO PREVISTA E PLANO DE TRABALHO

Investigação prevista

A curcumina, o componente mais ativo da curcuma, constitui 2-5% desta especiaria. A curcumina demonstrou ser eficaz contra a aterosclerose e o enfarte do miocárdio. A administração de curcumina reduziu os níveis de açúcar no sangue e de hemoglobina glicosilada num modelo de diabetes de tipo 2 induzido por aloxano em ratos. A curcumina parece suprimir os danos oxidativos, a inflamação, os défices cognitivos e a acumulação de amiloide na doença de Alzheimer. Além disso, a curcumina parece mostrar efeitos protectores na fibrose cística, no vírus da imunodeficiência humana e na doença hepática alcoólica experimental.

O efeito mais importante da curcumina são as suas propriedades anti-inflamatórias. O mecanismo pelo qual a curcumina induz os seus efeitos anti-inflamatórios ainda não foi elucidado. Estudos demonstraram que o recetor gama ativado por proliferador de peroxissoma (PPAR-;') tem sido associado a efeitos anti-inflamatórios. Os PPARs pertencem à superfamília dos receptores nucleares, composta por três genes que dão origem a três subtipos diferentes, PPAR-α, PPAR-P e PPAR-/. Entre eles, o PPAR-/ é o mais estudado. Após a ligação do ligando, o PPAR-/ forma heterodímeros com o recetor do retinoide X e liga-se a um elemento de resposta à proliferação de peroxissomas (PPRE) num promotor de um gene, levando à regulação da transcrição do gene.

Sabe-se que a conjugação do ácido carboxílico dos AINEs, enquanto se convertem em pró-fármacos, é uma abordagem bem sucedida para diminuir a irritação gástrica causada pelos AINEs. Por isso, imaginou-se que a conjugação da curcumina com os AINEs clássicos seria capaz de obter vantagens duplas de diminuição da irritação gástrica, bem como de reforço da ação anti-inflamatória.

O objetivo da presente investigação foi o seguinte

1. Para sintetizar pró-fármacos mútuos de curcumina e AINEs clássicos

2. Para avaliar o potencial anti-inflamatório invitro dos pró-fármacos sintetizados

Plano de trabalho

1. Pesquisa bibliográfica

Foi efectuada uma pesquisa detalhada da literatura no domínio da síntese de derivados de AINE, incluindo estudos QSAR e de toxicidade, com o objetivo de conceber um esquema sintético.

2. Conceção do esquema sintético

A síntese de novos derivados à base de curcumina seria conseguida através da conjugação da curcumina com vários AINEs.

3. Síntese de derivados à base de curcumina

Um número considerável de derivados à base de curcumina será sintetizado utilizando as condições de reação optimizadas e o esquema concebido.

4. Caracterização dos derivados sintetizados

Os compostos serão caracterizados quanto à sua identidade por IR, NMR e análise de massa. As caraterísticas físico-químicas dos compostos sintetizados (ponto de fusão, solubilidade, etc.) serão efectuadas em laboratório.

5. Avaliação in vitro do potencial anti-inflamatório dos compostos sintetizados.

CAPÍTULO 4: EXPERIMENTAL

O objetivo da presente investigação é sintetizar pró-fármacos mútuos de curcumina e AINEs existentes.

Produtos químicos utilizados

A curcumina e o cloreto de tionilo foram adquiridos à Oxford Fine Chemicals, Mumbai. O aceclofenac, o diclofenac, o mefenâmico, o ibuprofeno e o ácido acetil salicílico foram adquiridos à Yarrow Pharmaceuticals, Mumbai. Todos os outros produtos químicos e reagentes utilizados foram adquiridos à Oxford Fine Chemicals, Mumbai, e foram utilizados tal como obtidos, sem qualquer outra purificação.

Métodos

A síntese dos pró-fármacos mútuos foi efectuada de acordo com o esquema 1 em duas etapas simples.

Etapa 1: Síntese do cloreto ácido de AINEs

Etapa 2: Acilação da curcumina com o cloreto de ácido através da reação de Schotten Baumann

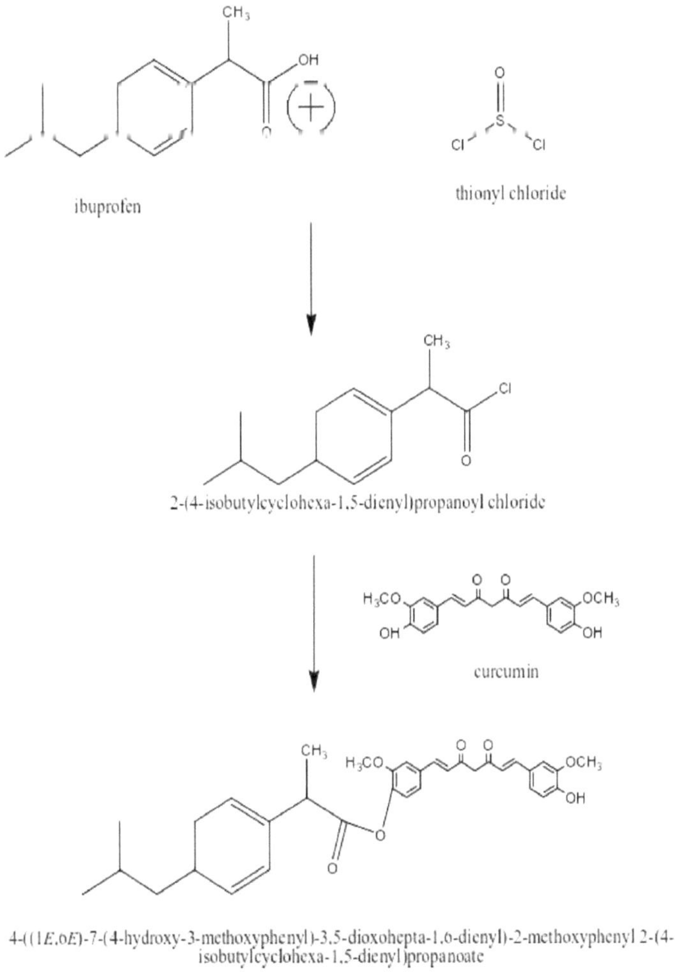

CH3
OH
O
ibuprofen
O
S
Cl
Cl
thionyl chloride
CH3
Cl
O
2-(4-isobutylcyclohexa-1,5-dienyl)propanoyl chloride
O
O
H3CO
OCH3
OH
OH
curcumin
CH3
H3CO
O
O
OCH3
OH
O
O
4-((1E,6E)-7-(4-hydroxy-3-methoxyphenyl)-3,5-dioxohepta-1,6-dienyl)-2-methoxyphenyl 2-(4-isobutylcyclohexa-1,5-dienyl)propanoate

Esquema 1. Esquema de reação para a síntese de pró-fármacos

Método geral de síntese do cloreto ácido de AINEs

Dissolveram-se 0,05 moles de AINE numa quantidade mínima de clorofórmio e adicionou-se lentamente cloreto de tionilo recentemente destilado (0,05 mol, 6 ml). A mistura foi refluxada durante 15 horas a 60-70°C com agitação contínua num agitador magnético. O líquido viscoso foi imediatamente vertido numa placa de Petri e seco sob vácuo para obter cloreto de ácido bruto de cor amarela.

Síntese do cloreto de aceclofenaco-ácido

Dissolveram-se 0,05 moles de aceclofenac numa quantidade mínima de clorofórmio e adicionou-se lentamente cloreto de tionilo recentemente destilado (0,05 mol, 6 ml). A mistura foi refluxada durante 15 horas a 60-70°C com agitação contínua num agitador magnético. O líquido viscoso foi imediatamente vertido numa placa de Petri e seco sob vácuo para obter cloreto de aceclofenac-ácido de cor amarela.

Síntese do cloreto de diclofenaco-ácido

Dissolveram-se 0,05 moles de diclofenac numa quantidade mínima de clorofórmio e adicionou-se lentamente cloreto de tionilo recentemente destilado (0,05 mol, 6 ml). A mistura foi refluxada durante 15 horas a 60-70°C com agitação contínua num agitador magnético. O líquido viscoso foi imediatamente vertido numa placa de Petri e seco sob vácuo para obter cloreto de diclofenac-ácido de cor amarela.

Síntese do cloreto de ibuprofeno-ácido

Dissolveram-se 0,05 moles de ibuprofeno numa quantidade mínima de clorofórmio e adicionou-se lentamente cloreto de tionilo recentemente destilado (0,05 mol, 6 ml). A mistura foi refluxada durante 15 horas a 60-70°C com agitação contínua num agitador magnético. O líquido viscoso foi imediatamente vertido numa placa de Petri e seco sob vácuo para obter cloreto de ibuprofeno-ácido de cor amarela.

Síntese do cloreto de ácido mefenâmico

Dissolveram-se 0,05 moles de AINE numa quantidade mínima de clorofórmio e adicionou-se lentamente cloreto de tionilo recentemente destilado (0,05 mol, 6 ml). A mistura foi refluxada durante 15 horas a 60-70°C com agitação contínua num agitador magnético. O líquido viscoso foi imediatamente vertido numa placa de Petri e seco sob vácuo para obter cloreto de ácido mefenâmico de cor amarela.

Síntese do cloreto de ácido acetilsaclicílico

Dissolveram-se 0,05 moles de AINE numa quantidade mínima de clorofórmio e adicionou-se lentamente cloreto de tionilo recentemente destilado (0,05 mol, 6 ml). A mistura foi refluxada durante 15 horas a 60-70°C com agitação contínua num agitador magnético. O líquido viscoso foi imediatamente vertido numa placa de Petri e seco sob vácuo para obter cloreto de ácido acetilsalicílico de cor amarela.

Método geral de acilação da curcumina com cloreto de ácido de AINE, CPD1-5

A etapa 2 envolveu a acilação da curcumina com cloreto de ácido de AINE e foi efectuada utilizando a técnica de Schotten Baumann. Num copo de 250 ml, colocou-se uma solução aquosa de hidróxido de sódio (5 %), gelada, à qual se adicionou curcumina (0,05 mol). A mistura reacional foi agitada mecanicamente durante 30 minutos à temperatura ambiente, após o que o copo foi transferido para um banho de gelo mantido num agitador mecânico, mantendo a temperatura a 10°C. Adicionou-se cloreto de ácido de AINE (0,05 mol) em pequenas porções com agitação contínua durante 7-8 h. O sólido que se separou foi filtrado utilizando uma bomba de vácuo e seco. O conjugado em bruto foi recristalizado a partir de metanol para obter pró-fármacos mútuos curcumina-NSAID.

Caracterização de pró-fármacos de síntese

Determinação do ponto de fusão

A determinação do ponto de fusão de cada um dos compostos sintetizados foi efectuada instrumentalmente utilizando o método capilar aberto e não está corrigida. Resumidamente, os compostos secos foram colocados em tubos capilares selados numa extremidade e inseridos na cabeça de aquecimento do aparelho de ponto de fusão. A temperatura foi aumentada gradualmente e o ponto de fusão foi registado quando o último vestígio de cristal no capilar se encontrava no estado fundido. O procedimento foi efectuado em duplicado para cada amostra, a fim de confirmar o ponto de fusão.

Determinação da solubilidade

Para determinar a solubilidade dos compostos sintetizados, pesou-se 1 mg do composto e agitou-se com 1 mL de solvente (não polar a polar) em tubos de ensaio. A agitação foi continuada até que nenhuma quantidade adicional do soluto fosse capaz de se dissolver, apesar da agitação vigorosa e prolongada.

Estudos espectrais

Estudo do espetro de infravermelhos

As amostras foram completamente secas e misturadas com brometo de potássio de grau IR previamente seco numa estufa. A dispersão foi introduzida no suporte de amostras do espetrofotómetro de infravermelhos e o espetro foi obtido

Estudo do espetro 1H-NMR

As amostras foram dissolvidas em clorofórmio deuterado e colocadas nos tubos NMR. O espetro de RMN foi registado a 300 MHz.

Estudo do espetro de massa

As amostras foram dissolvidas num solvente adequado e injectadas na interface do sistema LC-MS/MS. O espetro de fragmentação de massa foi obtido e interpretado em seguida.

Avaliação *in-vitro* da ação anti-inflamatória

Inibição da desnaturação da albumina

Preparação da solução salina tamponada com fosfato (PBS)

Preparou-se uma solução de PBS dissolvendo uma quantidade rigorosamente pesada de 8 g de NaCl, 0,2 g de KCl, 1,44 g de hidrogenofosfato dissódico e 0,24 g de di-hidrogenofosfato de potássio em água desionizada para produzir 1 L de solução.

A técnica de inibição da desnaturação da albumina referida por Kumari *et al* [83] foi utilizada com ligeiras modificações. O volume de cada componente da mistura de reação foi reduzido para metade do seu volume.

Os pró-fármacos foram dissolvidos em DMSO e devidamente diluídos para preparar soluções com concentrações de 100, 200, 300, 400 e 500 pg/mL. Para o ensaio, foi preparada uma solução de 1% de BSA em água desionizada. A solução de ibuprofeno de concentração 1 pg/mL foi utilizada como controlo positivo.

O recipiente de reação foi preenchido com 200 µL de BSA, 1400 µL de PBS e 1000 µL da solução de extrato. A solução de ibuprofeno foi utilizada no controlo positivo e a água destilada foi utilizada nos recipientes de controlo negativo em vez da solução de extrato.

As misturas de reação foram incubadas a 37°C durante 15 min e depois aquecidas a 70°C durante 5 min. As misturas foram então deixadas arrefecer até à temperatura ambiente e a absorvância dos constituintes de cada recipiente foi analisada num espetrofotómetro UV-Visível a 660 nm. A inibição da percentagem de desnaturação da albumina foi determinada utilizando a seguinte fórmula:

% de inibição da desnaturação = (1-D/C) × 100%.

Em que D é a leitura da absorvância da amostra de ensaio e C é a leitura da absorvância sem a amostra de ensaio (controlo negativo).

Análise estatística

Os resultados dos estudos farmacológicos foram expressos como média ± S.D. As variações totais presentes nos dados foram avaliadas utilizando o software de projeto Graph Pad Prism 5 ANOVA (análise de variância) de uma via seguida do teste de comparação múltipla de Dunnett. Os resultados foram considerados estatisticamente significativos quando o valor de P foi inferior a 0,001 (P<0,001) *em relação ao* controlo.

CAPÍTULO 5: RESULTADOS E DISCUSSÃO

Caracterização dos pró-fármacos sintetizados

Os pró-fármacos foram submetidos à caracterização físico-química, nomeadamente, cromatografia em camada fina, ponto de fusão, peso molecular, análise espetral e solubilidade, de acordo com os procedimentos descritos. Os resultados da TLC e da solubilidade são apresentados nas Tabelas 5.1 e 5.2. Os resultados da TLC revelaram uma única mancha, confirmando a pureza dos pró-fármacos.

Tabela 5.1 Propriedades dos pró-fármacos

Prodrug code	NSAID Used	Structure	Rf Value
CPD_1	Aceclofenac	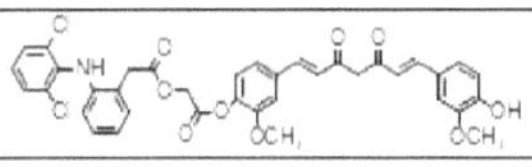	0.54
CPD_2	Diclofenac	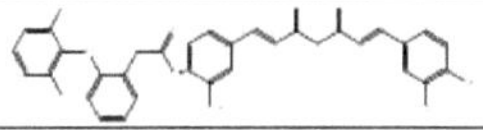	0.56
CPD_3	Ibuprofen	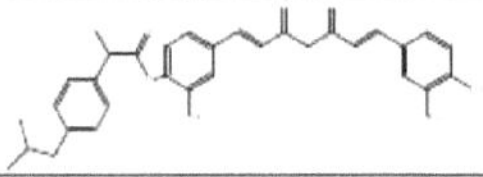	0.49
CPD_4	Mefenamic acid	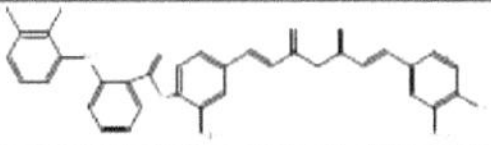	0.57
CPD_5	Acetylsalicylic acid	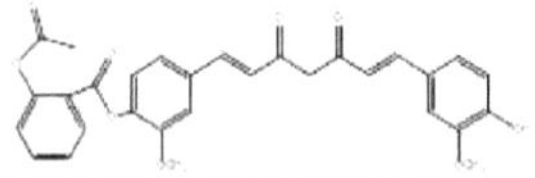	0.46

Tabela 5.2 Solubilidade dos pró-fármacos

Prodrug code	Water	Methanol	Chloroform	DMSO
CPD_1	Insoluble	Insoluble	Insoluble	Soluble
CPD_2	Insoluble	Insoluble	Insoluble	Soluble
CPD_3	Insoluble	Insoluble	Insoluble	Soluble
CPD_4	Insoluble	Insoluble	Insoluble	Soluble
CPD_5	Insoluble	Insoluble	Soluble	Soluble

Elucidação da estrutura dos pró-fármacos sintetizados

CPD_1

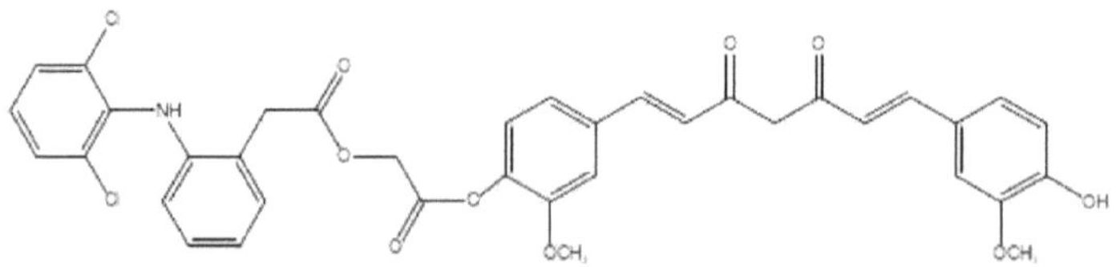

IUPAC: 4-((1E,6E)-7-(4-hydroxy-3-methoxyphenyl)-3,5-dioxohepta-1,6-dienyl)-2-methoxyphenyl 2-(2-(2,6-dichlorophenylamino)phenacetoxy)acetate

Color: Light Yellow

Rendimento: 75

Ponto de fusão: 218-220°C

1H-NMR (400 MHz, DMSO):

S. No.	Δ (ppm)	Proton due to
1	7.2	CH (benzene)
2	7.9	CH (benzene)
3	6.5	CH (benzene)
4	4.9	O-H

5	4.0	NH
6	3.44	CH_3

Massa: m/z = 705 [M +1]

FTIR (cm^{-1}): C=O (1680-1630) 1651,13; C-H (3150-3020) 3112,47; C=C (1675-1600) 1613,97;

N-H (3500-3100) 3232,34; C=C (1600-1450) 1585,45, 1477,24; C-H (2960-2850) 2933,32; C-H (3100-3010) 3112,47

CPD_2

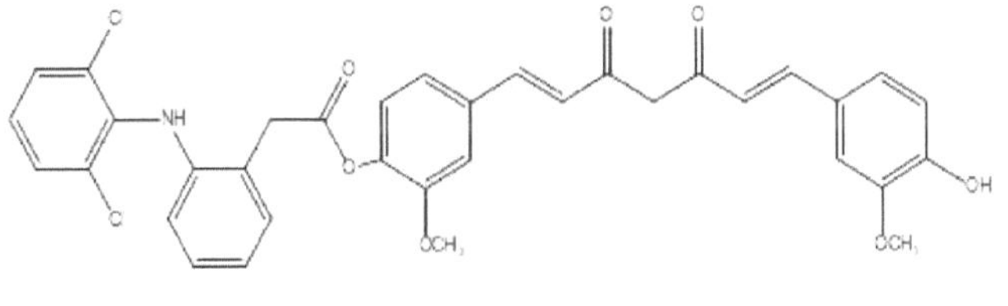

IUPAC: 4-((1E,6E)-7-(4-hydroxy-3-methoxyphenyl)-3,5-dioxohepta-1,6-dienyl)-2-methoxyphenyl 2-(2-(2,6-dichlorophenylamino)phenyl)acetate

Color: Yellow

Rendimento: 69%

Ponto de fusão: 246-248°C

1H-NMR (400 MHz, DMSO):

S. No.	Δ (ppm)	Proton due to
1	7.9	CH (benzene)
2	7.2	CH (benzene)
3	6.5	CH (benzene)
4	6.3	CH (benzene)
5	4.9	O-H
6	4.0	NH
7	2.40	CH_3

Massa: *m/z* = 647 [M + 1]

FTIR (**cm**$^{-1}$): C=O (1680-1630) 1676,80; C-H (3150-3020) 3042,73; N-H (3500-3100) 3397,17,

3297,55; C=C (1600-1450) 1584,79,1477,79; O-H (3400-3200) 3297,55, 3202,53

CPD₃

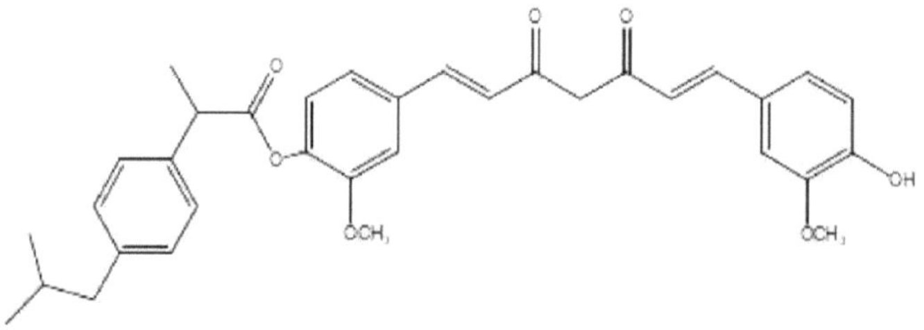

IUPAC: 4-((1E,6E)-7-(4-hydroxy-3-methoxyphenyl)-3,5-dioxohepta-1,6-dienyl)-2-methoxyphenyl 2-(4-isobutylphenyl)propanoate

Color: Dark Yellow

Rendimento: 71%

Ponto de fusão: 220-222°C

1H-NMR (400 MHz, DMSO):

S. No.	Δ (ppm)	Proton due to
1	7.9	CH (benzene)
2	7.2	CH (benzene)
3	6.5	CH (benzene)
4	4.9	O-H
5	4.0	NH
6	2.01	CH_2

Massa: m/z = 557 $[M]^+$

FTIR (**cm'**^{1}): C=O (1680-1630) 1652,15; C-H (3150-3020) 3045,31; C=C (1675-1600) 1613,27;

N-H (3500-3100) 3112,55; C=C (1600-1450) 1585, 1481; C-H (3100-3010) 3045,31

CPD 4

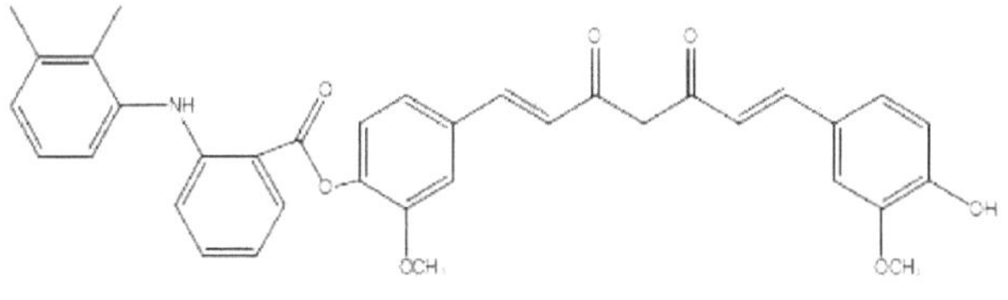

IUPAC: 4-((1E,6E)-7-(4-hydroxy-3-methoxyphenyl)-3,5-dioxohepta-1,6-dienyl)-2-methoxyphenyl 2-(2,3-dimethylphenylamino)benzoate

Color: Dark Yellow

Rendimento: 69%

Ponto de fusão: 216-218°C

1H-NMR (400 MHz, DMSO):

S. No.	Δ (ppm)	Proton due to
1	7.7	CH (benzene)
2	7.5	CH (benzene)
3	6.9	CH (benzene)
4	6.3	CH (benzene)
5	4.01	NH
6	2.39	CH_3

Massa: m/z = 593 [M + 1]

FTIR (**cm'**[1]): C=O (1680-1630) 1687.76; N-H (3500-3100) 3099.37; C=C (1600-1450) 1613.90; C-H (3000-2850) 2992.19; C-N (1360-1180) 1339.01, 1299.77, 1233.37, 1188.71; C-N (13601180).

CPD_5

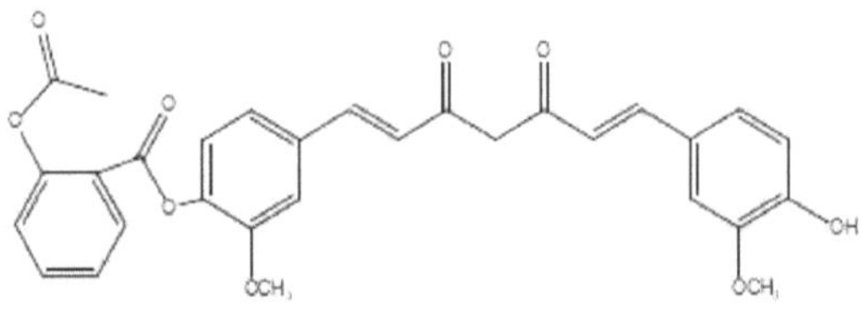

O O O O OCH3 OCH3 OH

IUPAC: 4-((1E,6E)-7-(4-hydroxy-3-methoxyphenyl)-3,5-dioxohepta-1,6-dienyl)-2-methoxyphenyl 2-acetoxybenzoate

Color: Pale Yellow

Rendimento: 67%

Ponto de fusão: 228-230°C

1H-NMR (400 MHz, DMSO):

S. No.	Δ (ppm)	Proton due to
1	7.2	CH (benzene)
2	7.9	CH (benzene)
3	6.67	CH (benzene)
4	4.71	CH_2
5	4.01	NH

Massa: m/z = 531 $[M]^+$

FTIR (cm^{-1}): C=O (1680-1630) 1653,56; C-H (3150-3020) 3107,54; C=C (1675-1600) 1614,34; N-H (3500-3100) 3554,99; C-H (2960-2850) 2933,06; C=O (1725-1700) 1718,69.

Mecanismo de formação de CPD1-5

O mecanismo de formação da CPD1-5 pode ser dividido em três etapas:

1. A formação de um composto protonado a partir da reação entre o cloreto de acilo e o hidróxido. Em primeiro lugar, o átomo de oxigénio fornece um par de electrões solitários para a formação de uma ligação carbono-oxigénio
2. O catalisador da reação (ou seja, a base) absorve o protão ácido que se forma quando o oxigénio tenta reformar uma ligação dupla com o carbono carbonílico (o que é favorável, uma vez que o átomo de cloro eletronegativo pode facilmente quebrar a sua ligação com o carbono e ser libertado como ião cloreto).

3. Na etapa final do mecanismo da reação de Schotten Baumann, o produto éster necessário é formado juntamente com ácido clorídrico, agora que o catalisador básico absorveu o protão ácido. Este HCl também é neutralizado pelo catalisador básico.

Ação anti-inflamatória por ensaio de desnaturação da albumina

A desnaturação das proteínas tem sido significativamente correlacionada com a ocorrência da resposta inflamatória e pode levar a várias doenças inflamatórias, incluindo a artrite. A lesão dos tecidos durante a vida pode ser devida à desnaturação dos constituintes proteicos das células ou da substância intercelular. Assim, a capacidade de uma substância para inibir a desnaturação de proteínas significa um potencial óbvio para a atividade anti-inflamatória.

O resultado da ação anti-inflamatória do AINE e dos pró-fármacos correspondentes é apresentado na tabela 5.3.

Quadro 5.3 Percentagem de desnaturação da albumina pelos AINE e respectivos pró-fármacos com curcumina

Treatment	100 µg/mL	200 µg/mL	300 µg/mL	400 µg/mL	500 µg/mL
Aceclofenac	11.3±3.251	20.1±2.037	32.0±2.194	51.3±3.107	58.9±2.809
Diclofenac	14.36±2.165	25.35±2.243	38.64±3.128	57.83±3.692	70.36±3.899
Ibuprofen	9.29±3.163	14.24±2.196	22.06±2.695	29.37±3.068	37.46±2.162
Mefenamic acid	13.01±2.596	22.18±2.967	34.86±3.089	45.29±3.216	54.93±3.209
Acetylsalicylic acid	12.39±2.022	18.37±3.899	27.63±3.128	43.17±2.165	52.36±3.163
CPD1	14.37±2.657	25.97±3.167	35.99±2.869	56.05±2.165	61.64±2.194
CPD2	17.18±2.243	27.51±3.692	44.82±3.899	60.18±2.165	74.66±3.128
CPD3	11.5±2.196	19.43±3.068	24.11±2.162	34.93±3.163	41.5±2.695
CPD4	15.36±2.967	29.85±3.216	36.26±3.209	49.11±2.596	57.25±3.089
CPD5	15.69±3.899	[illegible]±2.165	29.02±3.163	46.08±2.022	51.37±3.128

Os resultados são expressos em média ± SEM, n=6

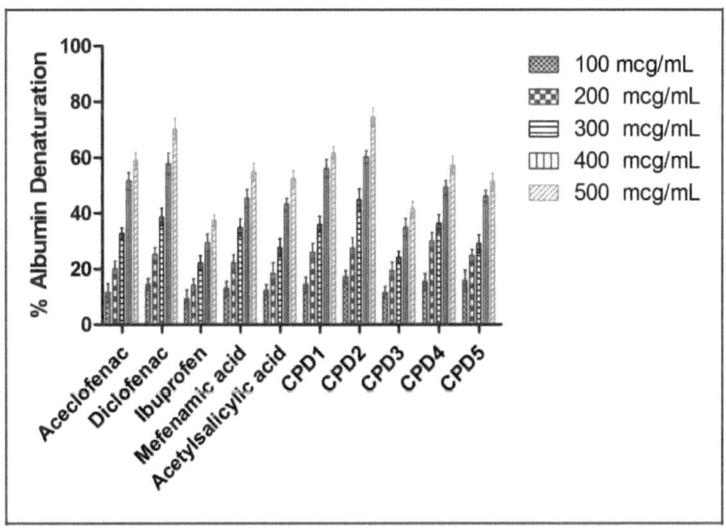

Figura 5.1 % de desnaturação da albumina por AINEs e pró-fármacos

Como indicado nos resultados, a desnaturação da albumina pelos pró-fármacos de todos os AINEs foi superior à dos AINEs correspondentes, confirmando a hipótese de que a inclusão de curcumina nos pró-fármacos seria capaz de aumentar a ação anti-inflamatória.

CAPÍTULO 6: RESUMO E CONCLUSÃO

Resumo

Foram sintetizados pró-fármacos mútuos de alguns AINEs conjugando-os com curcumina através da ligação éster dos dois fármacos. Foram utilizadas condições de reação de Schotten-Baumann para a esterificação do AINE com a curcumina, formando cloreto ácido do AINE e submetendo a esterificação em condições alcalinas. A conclusão da reação foi monitorizada por TLC e a estrutura dos pró-fármacos sintetizados foi confirmada por estudo espetral de IR e 1H NMR. Os espectros de IV de cada pró-fármaco revelaram os picos dos grupos funcionais carbonilo, éster, carbono aromático e hidroxilo.

Os espectros de RMN de 1H revelaram protões de benzeno, hidroxilo, metileno, metoxi e amino nos compostos.

Os compostos foram avaliados quanto à sua ação anti-inflamatória através do estudo da inibição da desnaturação da albumina. Verificou-se que todos os pró-fármacos têm uma ação anti-inflamatória superior à dos AINEs correspondentes.

Conclusão

O objetivo da presente investigação foi sintetizar pró-fármacos mútuos de alguns AINEs conjugando-os com curcumina com o objetivo de melhorar a ação anti-inflamatória e possivelmente reduzir a irritação gástrica que é causada pelo grupo carboxilo livre nos AINEs. Os resultados indicam que a ação anti-inflamatória melhorou significativamente, sendo necessário realizar mais estudos para verificar a diminuição da irritação gástrica e da hidrólise.

CAPÍTULO 7: REFERÊNCIAS

1. Albert A. Chemical aspects of chemical toxicity (Aspectos químicos da toxicidade química). Nature, 182, 1958; 421-423.

2. Albert A. Selective toxicity. John Wiley and Sons, Nova Iorque, 1964; 57-63.

3. Harper NJ. Drug Latentiation. J. Med. Chem., 1,1959; 467-500.

4. Harper NJ. Drug Latentiation. Prog. Drug Res., 4, 1962; 221-294.

5. Kupchan SM, Casy AF, Swintosky JV. Drug latentiation- Síntese e avaliação preliminar de derivados de testosterona. J. Pharm. Sci., 54, 1965; 514-524.

6. Rautio J, Kumpulainen H, Heimbach T, Oliyai R, Oh D, Jarvinen T, Savolainen J. Prodrugs: design and clinical applications. Nat. Rev., 7, 2008; 255-270.

7. Sinkula AA, Yalkowsky SH. Fundamentação para a conceção de derivados biologicamente reversíveis: Prodrugs. J. Pharm. Sci., 64, 1975; 181-210.

8. Stella VJ, Charman WN, Naringrekar VH. Prodrugs: Do they have advantages in clinical practice?, Drugs, 29, 1985; 455-473.

9. Bundgaard H. O conceito de duplo pró-fármaco e as suas aplicações. Adv. Drug. Deliv. Rev., 3, 1989; 39-65.

10. Ariens EJ, Simonis AM. Ação dos medicamentos: Tecido alvo, relações dose-resposta e receptores. In: Pharmacology and Pharmacokinetics (Torell T. Eds.), Plenum Press, Nova Iorque, 1974; 163-189.

11. Higuchi T, Davis SSI. Análise termodinâmica das relações estrutura-atividade dos fármacos: Previsão da estrutura óptima. J. Pharm. Sci., 59, 1970; 1376-1383.

12. Hansch C. The physicochemical approach to drug design and discovery (QSAR). Drug Dev. Res., 1, 1981; 267-309.

13. Davies GE, Driver GW, Hoggarth E, Martin AR, Paige MFC, Rose FL, Wilsor BR. Estudos sobre a quimioterapia da tuberculose: etil mercaptano e compostos relacionados. Br. J. Pharmacol. Chemother, 11, 1956; 351-356.

14. Davis GE, Driver GW. The anti tuberculous activity of ethyl thiolesters, with particular reference to diethyl dithiolisophthalate. Br. J. Pharmacol. Chemother, 12, 1957; 434-437.

15. Novak E, Wagner JG, Lamb DL. Tolerância local e sistémica, absorção e excreção do cloridrato de clindamicina após administração intramuscular. Int. J. Clin. Pharmacol. Ther. Toxicol., 3, 1970; 201-208.

16. Gray JE, Weaver RN, Moron J, Feenstra ES. A toxicidade parentérica da clindamicina-2-fosfato em animais de laboratório. Toxicol. Appl. Pharmacol, 27, 1974; 308-321.

17. DeHaan RM, Mertzler CM, Schellenberg D, Vandenbosch WD. Estudos farmacocinéticos do fosfato de clindamicina. J. Clin. Pharmacol., 13, 1973; 190-209.

18. Varia SA, Schullar S, Stell VJ. Pró-fármacos de fenitoína IV: Hidrólise de vários ésteres de 3-(hidroxi-metil)fenitoína. J. Pharm. Sci., 73, 1984; 1074-1080.

19. Glazko AJ, Edgerton WH, Dill WA, Lenz WR. Chloromycetin palmitate - Um éster sintético de cloromicetina. Antibiot. Chemother, 2, 1952; 234-241.

20. Shen TY, Winter CA. In: Advances in drug research (Harper NJ, Summonds AB. Eds.), Academic Press, New York, 1977; 89-246.

21. Duggan DE, Hare LE, Ditzler CA, Lei BW, Kwan KC. The disposition of sulindac. Clin. Pharmacol. Ther., 21, 1977; 326-335.

22. Bundgaard H. Determinação espectrofotométrica da ampicilina de sódio na presença dos seus produtos de degradação e polimerização. J. Pharm. Pharmacol, 26, 1974; 385-392.

23. Stewart BH, Amidon GL, Brabec RK. Uptake of prodrugs by rat intestinal mucosal cells: mechanism and pharmaceutical implications. J. Pharm. Sci., 75, 1986; 940-945.

24. Schwartz MA, Hayton WL. Relative stability of hetacillin and ampicillin in solution (Estabilidade relativa da hetacilina e da ampicilina em solução). J. Pharm. Sci., 1972, 61; 906-909.

25. Ho NFH, Park JY, Morozowich W, Higuchi WI. In: Design of biopharmaceutical properties through prodrugs and analogs (Roche EB. Eds.), American Pharmaceutical Association, Washington DC, 1977; 136-227.

26. Glazko AJ, Dill WA, Wheelock RH, Young RM, Nemanich A, Coskey L, Stella V, Higuchi T. In: Prodrugs as novel drug delivery system (Higuchi T, Stella V. Eds.), American Chemical Society, Washington DC, 1975; 184-195.

27. Ehrnebo M, Nilsson SO, Boreus LO. Pharmacokinetics of ampicillin and its prodrugs bacampicillin and pivampicillin in man. J. Pharmacokinet. Biopharm, 7, 1979; 429-451.

28. Loo JC, Foltz EL, Wallick H, Kwan KC. Pharmacokinetics of pivampicillin and ampicillin in man. Clin. Pharmacol. Ther., 16, 1974; 35-43.

29. Clayton JP, Cole M, Elson SW, Hardy KD, Mizen LW, Sutherland R. Preparação,

hidrólise e absorção oral de ésteres alfa-carboxílicos de carbenicilina. J. Med. Chem., 18, 1975; 172-177.

30. Fabre J, Durgy C, Rundhardt M, Herrera A. O comportamento no homem do C.P.15, 464, uma carbenicilina absorvida após administração oral. Chemother, 17, 1972; 334-343.

31. Megges R, Portius HJ, Repke KRH. Penta-acetil-gitoxina: o protótipo de um pró-fármaco da série dos glicosídeos cardíacos. Pharmazie, 32, 1977; 665-667.

32. Beyer KH, Govier WMM. A desaminação de "marfanil" e compostos relacionados. Science, 101, 1945; 150-151.

33. Barry BW, Woodford R. Comparative bio-availability of proprietary topical corticosteroid preparations: vasoconstrictor assays on thirty creams and gels. Br. J. Dermatol. 91, 1974; 323338.

34. Gibaldi M, Boyes RN, Feldman S. Influence of first-pass effect on availability of drugs on oral administration. J. Pharm. Sci., 60, 1971; 1338-1340.

35. Schedl HP, Clifton JA. Absorção de esteróides no intestino delgado. Gastroenter., 41, 1961; 491499.

36. Bodor N, Farag HH, Brewster ME. Libertação sustentada e específica de fármacos no cérebro. Science, 214, 1981; 1370-1372.

37. Ebert AG, Hess SM. A distribuição e o metabolismo do enantato de flufenazina. J. Pharmacol. Exp. Ther., 148, 1965; 412-421.

38. Yale HL. Ésteres de 4-[3-[2-(trifluorometil) fenotiazina-10-il] propil]-1-piperazina-etanol e compostos relacionados como agentes antipsicóticos de ação prolongada. Síntese

do 1-adamantoato, a primeira base cristalina. J. Med. Chem., 20, 1977; 302-304.

39. Alibrandi A, Brani G, Erioli A, Gardi R, Mclt P. Factores que influenciam a atividade biológica dos compostos esteróides administrados por via oral: efeito do meio e da esterificação. Endocrinol, 66, 1960; 13-18.

40. Notari RE. In: Design of biopharmaceutical properties through prodrugs and analogs (Roche EB. Eds.), American Pharmaceutical Association, Washington DC, 1977; 68-97.

41. Vane JR. In: Inibidores da síntese de prostaglandinas: Their effects on physiological functions and pathological states (Robinson, Vane Eds.), Raven Press, New Delhi, 1974; 1-155.

42. Mandell AI, Stentz F, Kitabchi AE. Dipivalyl epinephrine: um novo pró-fármaco no tratamento do glaucoma. Opthalmol, 85, 1978; 268-275.

43. Wise R. After pro-drugs-mutual pro-drugs. J. Antimicrob. Chemother, 7, 1981; 503-504.

44. Kopecek J, Duncan R. Targetable Polymeric Prodrugs. J. Contr. Rel., 6, 1987; 315-327.

45. Halen PK, Murumkar PR, Giridhar R, Yadav MR. Conceção de pró-fármacos de AINEs. Mini-Rev. Med. Chem., 9, 2009; 124-139.

46. AshuthoshKar. Medicinal chemistry, New Age International Publishers, Nova Deli, Índia, 2007; 522-580.

47. McAdam BF, Lawson CF, Mardini IA. Biossíntese sistémica da prostaciclina pela ciclo-oxigenase (COX)-2: a farmacologia humana de um inibidor seletivo da COX-2. Proc. Natl. Acad. Sci. USA, 96, 1999; 272-277.

48. Vane JR. Introdução: Mecanismo de ação dos AINEs. Br. J. Rheumat., 35(S-1), 1996; 13.

49. Engelhardt G, Homma D, Schlegel K, Schnitzler C, Utzmann R. Propriedades anti-inflamatórias, analgésicas, antipiréticas e afins do meloxicam, um novo agente anti-inflamatório não esteroide com tolerância gastrointestinal favorável. Inflamm. Res., 44, 1995; 423-433.

50. Youn HS, Saitoh SI, Miyake K, Hwang DH. Inibição da homodimerização do receptor 4 do tipo Toll pela curcumina. Biochem. Pharmacol., 28, 2006; 72(1): 62-69.

51. Gupta SC, Prasad S, Kim JH, Patchva S, Webb LJ, Priyadarsini IK, Aggarwal BB. Multitargeting by curcumin as revealed by molecular interaction studies. Nat. Prod. Rep., 28(12), 2011; 1937-1955.

52. Kwiecien S, Magierowski M, Majka J, Ptak-Belowska A, Wojcik D, Sliwowski Z, Magierowska K, Brzozowski T. Curcumin: A Potent Protectant against Oesophageal and Gastric Disorders. Internationaljournal of molecular sciences. 2019 Jan;20(6):1477.

53. Yang JY, Zhong X, Kim SJ, Kim DH, Kim HS, Lee JS, Yum HW, Lee J, Na HK, Surh YJ. Comparative effects of curcumin and tetrahydrocurcumin on dextran sulphate sodium-induced colitis and inflammatory signalling in mice. Jornal de prevenção do cancro. 2018 Mar;23(1):18.

54. Loganes C, Lega S, Bramuzzo M, VecchiBrumatti L, Piscianz E, Valencic E, Tommasini A, Marcuzzi A. Curcumin anti-apoptotic action in a model of intestinal epithelial inflammatory damage. Nutrientes. 2017;9(6):578.

55. Remya S, Thandavarayan RA, Karuppagounder V, Watanabe K. Curcumin as a

therapeutic agent in the chemoprevention of inflammatory bowel disease. Drug discovery today. 2016 May 1;21(5):843-9.

56. Liu W, Li Y, Yue Y, Zhang K, Chen Q, Wang H, Lu Y, Huang MT, Zheng X, Du Z. Síntese e avaliação biológica de derivados de curcumina contendo NSAIDs para a sua atividade anti-inflamatória. Cartas de química bioorgânica e medicinal. 2015 Aug 1;25(15):3044-51.

57. Kumaraswamy Boyapelly, Marc-André Bonin, Hussein Traboulsi, Alexandre Cloutier, Samuel C. Phaneuf, Daniel Fortin, André M. Cantin, Martin V. Richter, Eric rsault. Jornal de Produtos Naturais 2017 80 (4), 879-886. DOI: 10.1021/acs.jnatprod.6b00600

58. Murugaiah A. M. Subbaiah, Sandhya Mandlekar, Sridhar Desikan, Thangeswaran Ramar, Lakshumanan Subramani, Mathiazhagan Annadurai, Salil D. Desai, Sarmistha Sinha, Susan M. Jenkins, Mark R. Krystal, Murali Subramanian, Srikanth Sridhar, Shweta Padmanabhan, Priyadeep Bhutani, Rambabu Arla, Shashyendra Singh, Jaydeep Sinha, Megha Thakur, John F. Kadow, Nicholas A. Meanwell. *Jornal de Química Medicinal* 2019 *62* (7), 3553-3574. DOI: 10.1021/acs.jmedchem.9b00002

59. Sharma V, Khan MSY. Prodrugs and mutual prodrugs: synthesis of some new pyrazolone and oxadiazole analogues of a few non-steroidal anti-inflammatory drugs. Pharmazie, 58(2), 2003; 99-103

60. Carrillo-Cocom, L.M., González, B.B.V., Santillan, R. et al. Síntese de pró-fármacos de diosgenina: avaliação da atividade anti-inflamatória e antiproliferativa. J Chem Sci 132, 104 (2020). https://doi.org/10.1007/s12039-020-01808-y

61. Gilzad Kohan H, Kaur K, Jamali F. Síntese e caraterização de um novo pró-fármaco peptídico de glucosamina com maior permeabilidade intestinal. PLoS One. 2015;10(5):e0126786. Publicado em 15 de maio de 2015, doi:10.1371/journal.pone.0126786

62. Negrya, S.D., Jasko, M.V., Solyev, P.N. *et al.* Síntese de pró-fármacos solúveis em água de 5- modificados 2'-deoxiuridinas e sua atividade antibacteriana. *JAntibiot* 73, 236-246 (2020). https:// doi.org/10.1038/s41429-019-0273-x

63. Andrew P. Morris, Keith R. Brain e Charles M. Heard. Synthesis of Haloperidol Prodrugs and Their Hydrolysis by Porcine Liver Esterase", Drug Metabolism Letters (2008) 2: 275. https://doi.org/10.2174/187231208786734111

64. Gangrade D e Karande R: Síntese, caraterização e avaliação dos pró-fármacos mútuos da base de Schiff do naproxeno. Int J Pharm Sci & Res 2018; 9(11): 4709-15. doi: 10.13040/IJPSR.0975-8232.9(11).4709-15.

65. Asirvatham S, Dhokchawle BV, Tauro SJ. Estudos quantitativos das relações estrutura-atividade de fármacos anti-inflamatórios não esteróides: Uma revisão. Arabian J Chem 2019; 12(8): 3948-3960

66. Osman HA, Suryaawanshi SB, Gulam Mohammed NN. QSAR/QSPR: Conceção de novos fármacos anti-inflamatórios não esteróides (AINEs) considerando o diclofenac como um composto principal seguido da sugestão de uma boa rota sintética através de modelação matemática. Der Pharmacia Lettre 2011; 3(1): 350-355

67. Chikkamath MK, Huded PM, Kokatnur SS, Menasinakai AS, Palkar MB. Estudos bidimensionais quantitativos da relação estrutura-atividade de uma nova série de derivados de diaril furanona: Uma abordagem para conceber inibidores selectivos e eficazes da ciclo-oxigenase-2. Indian J Health Sci Biomed Res KLEU 2018; 11(1): 28-

41

68. Parolini M. Toxicidade dos medicamentos anti-inflamatórios não esteróides (AINE) ácido acetilsalicílico, paracetamol, diclofenac, ibuprofeno e naproxeno para invertebrados de água doce: A review. Science of The Total Environment 2020; 740: 140043.
https://doi.org/10.1016/_j.scitotenv.2020.140043

69. Gao X, Geng J, Du Y, Li S, Wu G, Fu Y, Ren H. Estudo comparativo da toxicidade entre três anti-inflamatórios não esteróides e seus produtos de degradação UV/Na2S2O8 em *Cyprinus carpio.* Relatórios Científicos 2018; 8: 13512. https://doi.org/10.1038/s41598-018- 29524-1

70. Huang Z, Velazquez CA, Abdellatif KRA, Chowdhury MA, Reisz JA, DuMond JF, Bruce King S, Knaus EE. Pró-fármacos ésteres de ácido etanossulfohidroxâmico de fármacos anti-inflamatórios não esteróides (AINEs): Síntese, libertação de óxido nítrico e nitroxilo, inibição da ciclo-oxigenase, estudos anti-inflamatórios e do índice de ulcerogenicidade. J Med Chem 2011; 54(5): 1356-1364

71. Magliocca S, Sodano F, Nieddu M, Burrai L, Boatto G, Rimoli MG. **Novos pró-fármacos nsaids galactosilados em um contexto verde: síntese e estabilidade. Int J Pharm Sci Res 2017; 8(4): 1575-1581.** doi: 10.13040/IJPSR.0975-8232.8(4).1575-81.

72. Sucheta, Nanda S, Pathak DP: Síntese, atividade farmacológica e comportamento hidrolítico de pró-fármacos mútuos de ibuprofeno. Int J Pharm Sci & Res 2014; 5(10): 4509-21. doi: 10.13040/IJPSR.0975-8232.5(10).4509-21.

73. Davaran S, Rashidi MR, Hanaee J, Hamidi AA, Hashemi M. Síntese e comportamento hidrolítico de pró-fármacos de ibuprofeno e seus derivados PEGilados. Drug Del 2006; 13(5): 383 387. https://doi.org/10.1080/10717540500456007

74. Makhija DT, Somani RR, Chavan AV. Síntese e avaliação farmacológica de pró-fármacos anti-inflamatórios de amida mútua. Indian J Pharm Sci 2013; 75(3): 353-357

75. Shanbag VR, Crider AM, Gokhale R, Harpalani A, Dick RM. Pródrogas esteres e amidas de ibuprofeno e naproxeno: Síntese, atividade anti-inflamatória e toxicidade gastrointestinal. J Pharm Sci 1992; 81(2): 149-154

76. Sai Saraswathi V, Saravanan D, Padmavathy J, Aparna Lakshmi I, Raju D, Praveen Kumar Ch, Prakash CR. Síntese, caraterização e avaliação farmacológica de pró-fármacos ésteres de naproxeno. J Pharm Res 2011; **DOI: 10.18579/jpcrkc/2011/10/4/85199**

77. Khan MSY, Khan RM. Síntese do pró-fármaco ibuprofeno beta D glucopiranosídeo e sua avaliação biológica como um melhor corpo do que o fármaco original. Indian J Chem 2002; 41B: 10521055

78. Pal A, Banik BK. Prodrugs altamente eficientes: Design and Therapeutic Applications. Oriental J Chem 2020; 36(6). **DOI :** http://dx.doi.org/10.13005/ojc/360601

79. Yao H, Xu Z, Li C, Tse M-K, Tong Z, Zhu G. Síntese e estudo citotóxico de um pró-fármaco anticancerígeno de platina (IV) com seletividade para células de câncer positivas para o recetor de hormônio liberador de hormônio luteinizante (LHRH). Inorg Chem 2019; 58(16): 11079-11084.

80. Rautio J, Kumpulainen H, Heimbach T, Oliyai R, Oh D, Jarvinen T, Savolainen J. Prodrugs: design and clinical applications. Nature Rev Drug Discov 2008; 7: 255-270

81. Gao Y. Introdução e síntese de pró-fármacos poliméricos. MOJ Bioequiv Availab. 2018;5(3):128-131. DOI: 10.15406/mojbb.2018.05.00092

82. Bhosle D, Bharambe S, Gairola N, Dhaneshwar SS. Conceito de medicamento

mútuo: F Conceito de fármaco mútuo: Fundamentals and undamentals and Applications Applications Applications. Indian J Pharm Sci 2006; 68(3): 286-294

83. Kumari S, Yasmin N, Hussain MR, Babuselvam M (2015). Propriedade anti-inflamatória e anti-artrítica in vitro das folhas de Rhizopora mucronata. Internat J Pharm Sci Res, 6: 482-485.

Apêndice

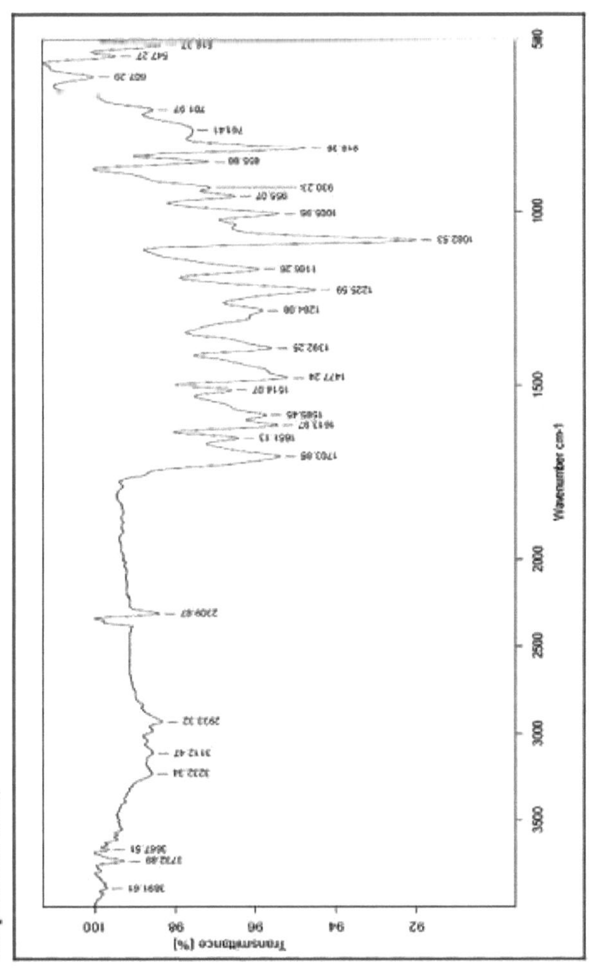

IR spectra of CPD_1

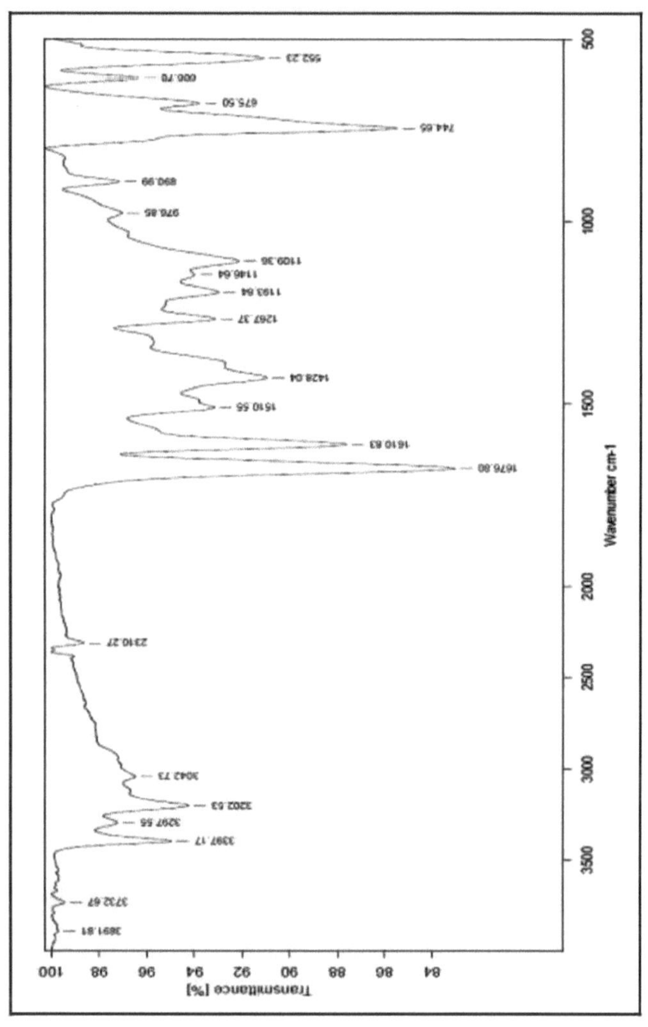
Transmittance [%]
Wavenumber cm-1
100
98
96
94
92
90
88
86
84
500
1000
1500
2000
2500
3000
3500
552.23
675.50
744.65
890.99
976.85
1109.36
1146.64
1193.84
1267.37
1428.04
1510.55
1610.83
1676.80
2310.27
3042.73
3202.53
3297.55
3397.17
3732.67
3891.81

IR Spectra of CPD_3

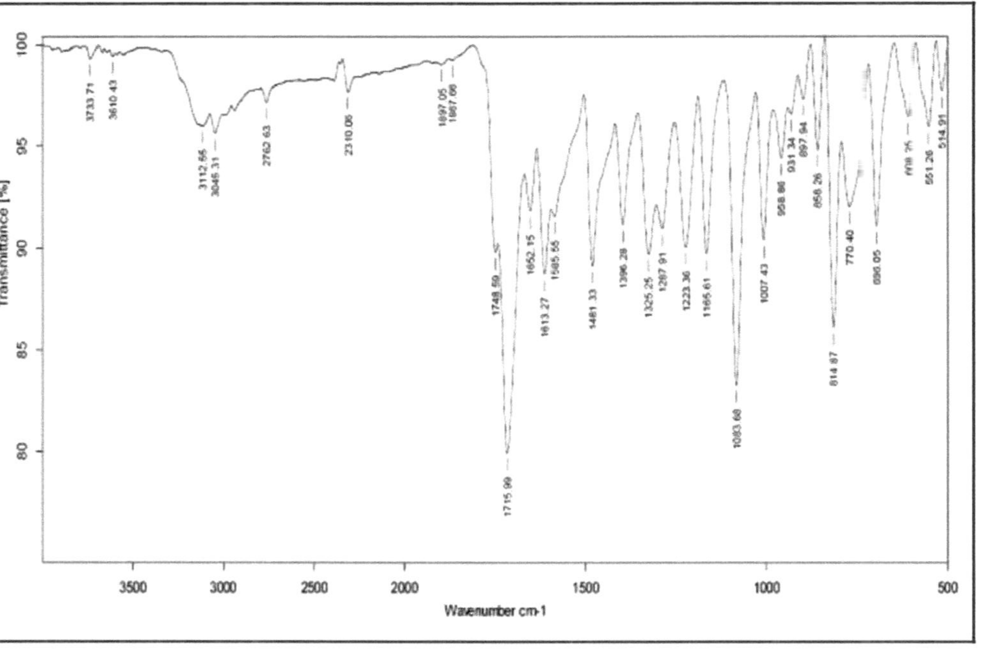

IR spectra of CPD_4

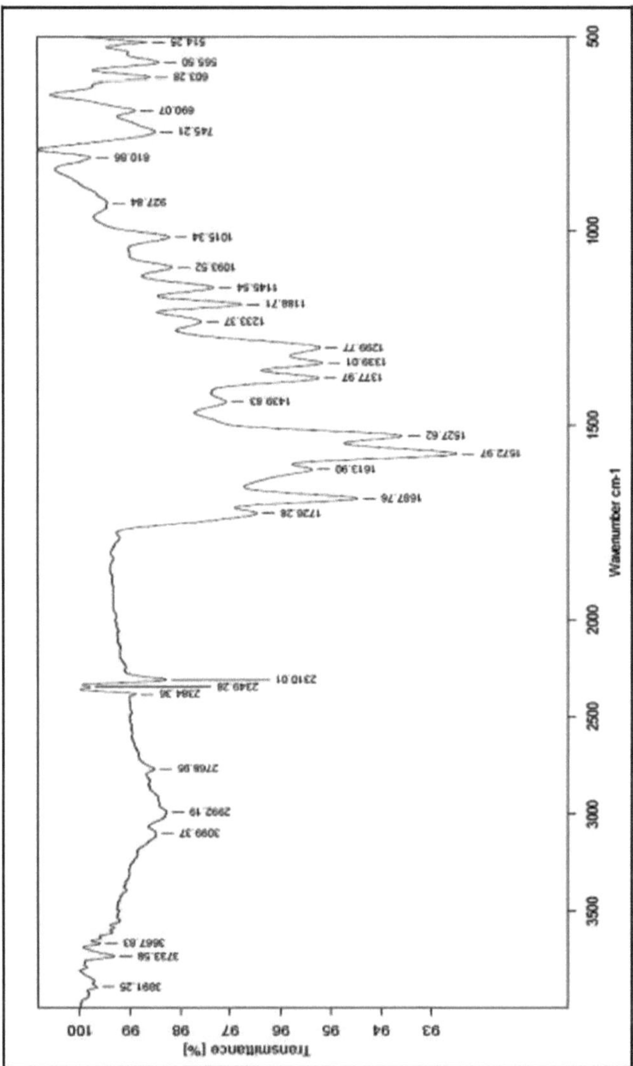

IR Spectra of CPD_5

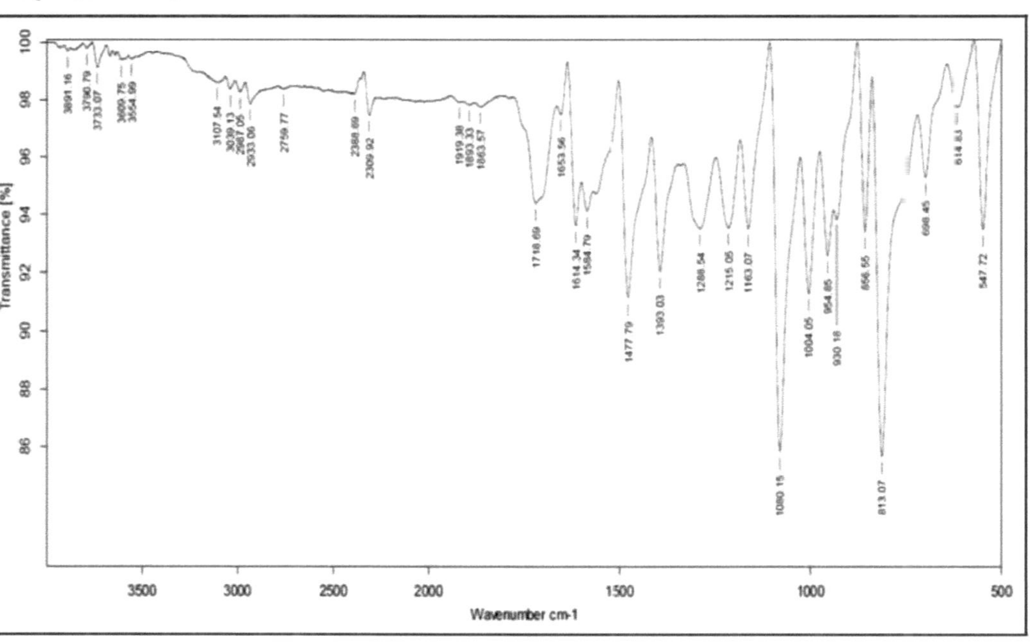

NMR Spectra of CPD_1

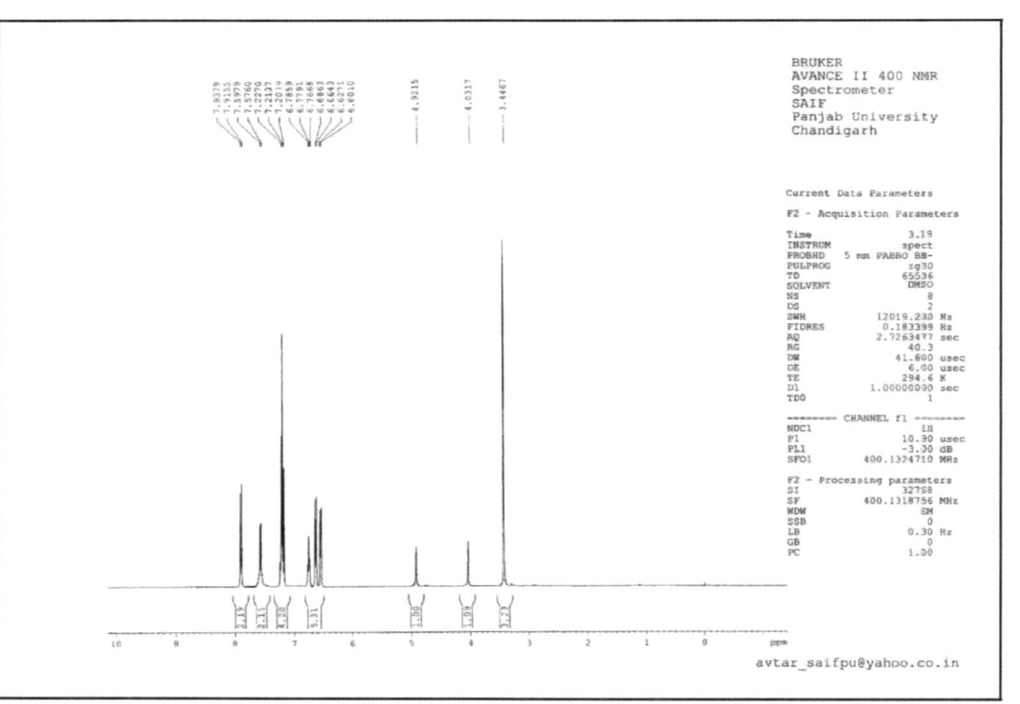

NMR spectra of CPD_2

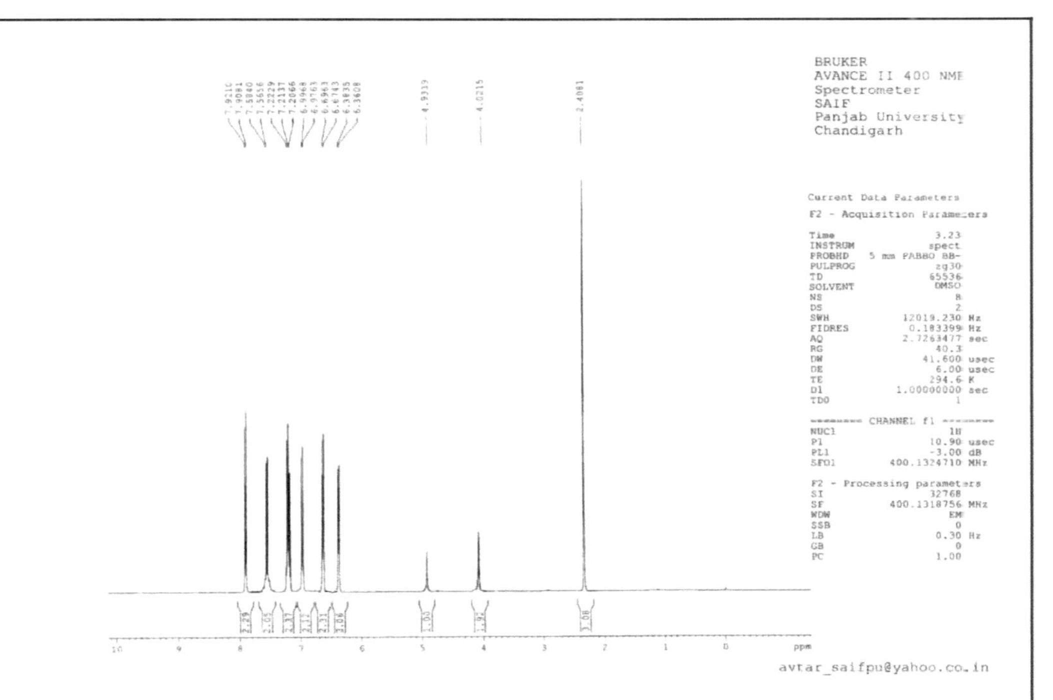

NMR Spectra of CPD_3

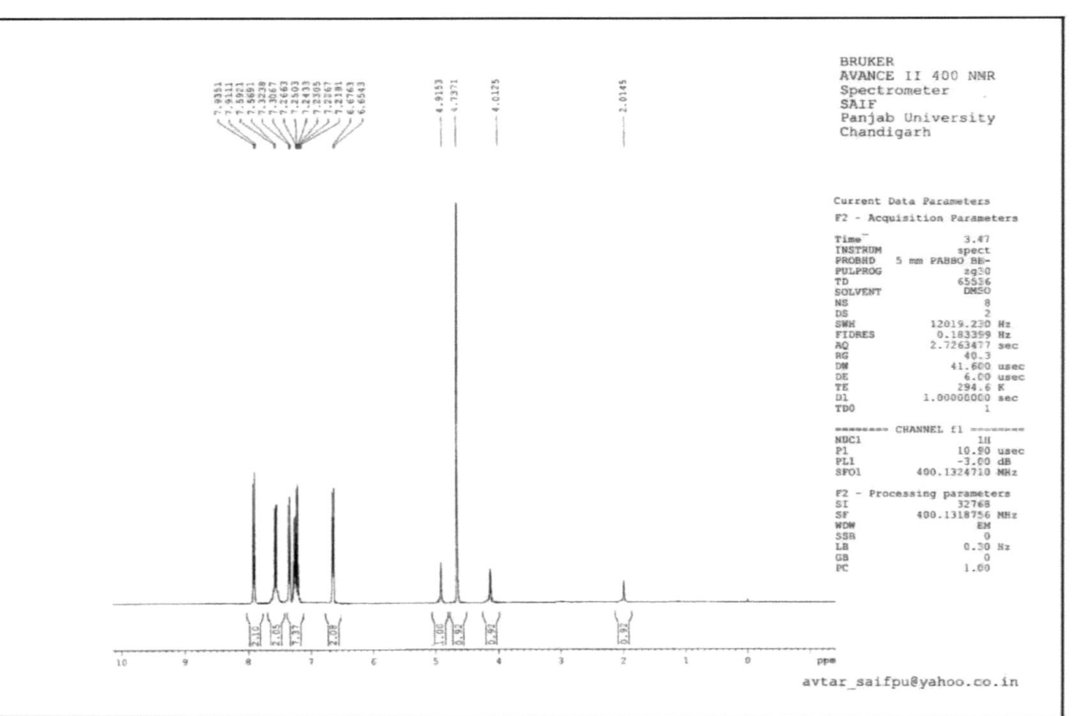

NMR Spectra of CPD_4

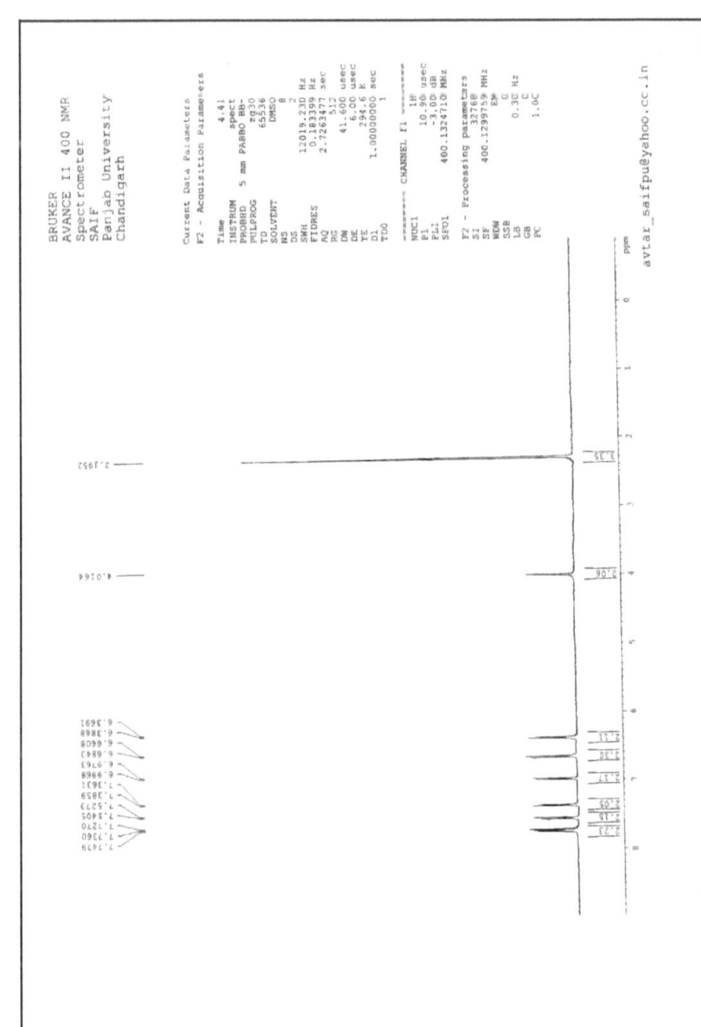

NMR Spectra of CPD5

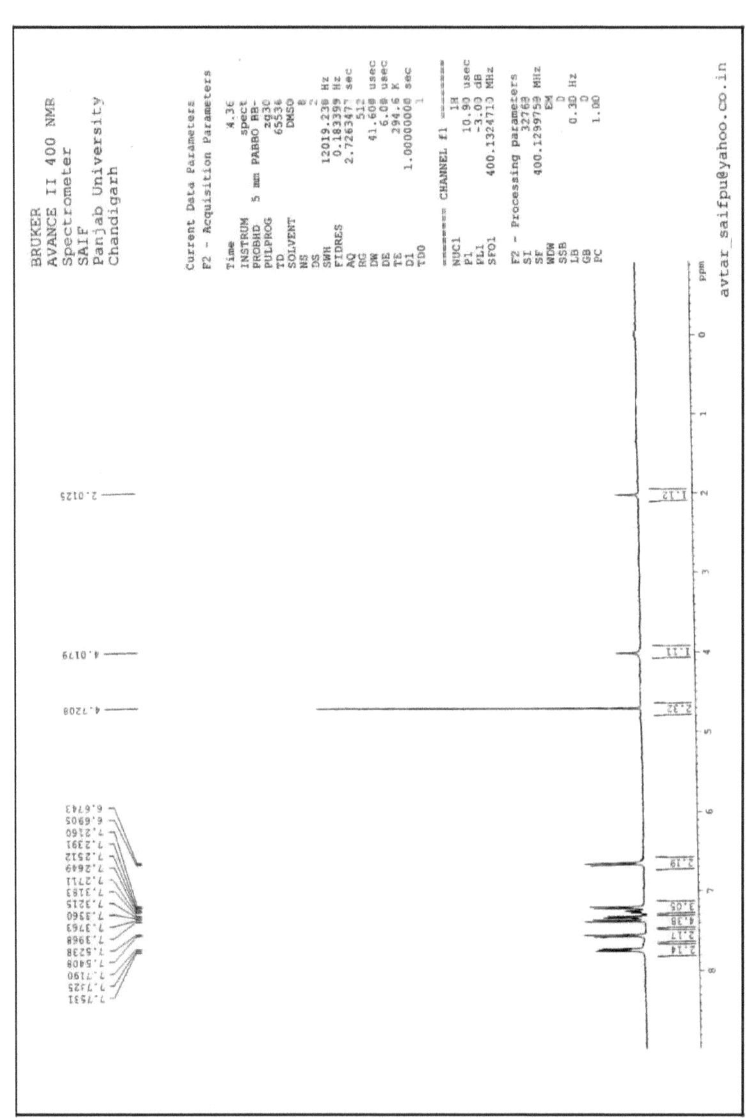
BRUKER
AVANCE II 400 NMR
Spectrometer
SAIF
Panjab University
Chandigarh
7.7531
7.7325
7.7190
7.5408
7.5238
7.3968
7.3763
7.3360
7.3215
7.3183
7.2711
7.2649
7.2512
7.2391
7.2160
6.6905
6.6743
4.7208
4.0179
2.0125
Current Data Parameters
F2 - Acquisition Parameters
Time 4.36
INSTRUM spect
PROBHD 5 mm PABBO BB-
PULPROG zg30
TD 65536
SOLVENT DMSO
NS 8
DS 2
SWH 12019.230 Hz
FIDRES 0.183399 Hz
AQ 2.7263477 sec
RG 512
DW 41.600 usec
DE 6.00 usec
TE 294.6 K
D1 1.00000000 sec
TD0 1
======== CHANNEL f1 ========
NUC1 1H
P1 10.90 usec
PL1 -3.00 dB
SFO1 400.1324710 MHz
F2 - Processing parameters
SI 32768
SF 400.1299759 MHz
WDW EM
SSB 0
LB 0.30 Hz
GB 0
PC 1.00
2.14
2.17
4.38
3.05
2.19
2.32
1.11
1.12
8
7
6
5
4
3
2
1
0
ppm
avtar_saifpu@yahoo.co.in

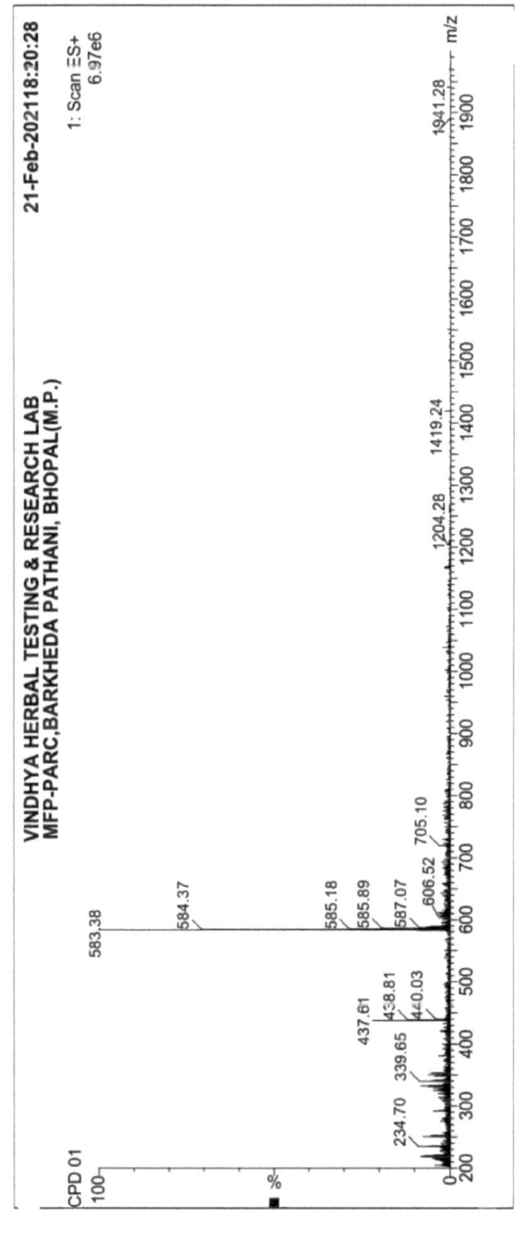
VINDHYA HERBAL TESTING & RESEARCH LAB
MFP-PARC,BARKHEDA PATHANI, BHOPAL(M.P.)
21-Feb-202118:20:28
CPD 01
1: Scan ES+
6.97e6
100
%
0
583.38
584.37
585.18
585.89
587.07
606.52
705.10
437.61
438.81
440.03
339.65
234.70
1204.28
1419.24
1941.28
200
300
400
500
600
700
800
900
1000
1100
1200
1300
1400
1500
1600
1700
1800
1900
m/z

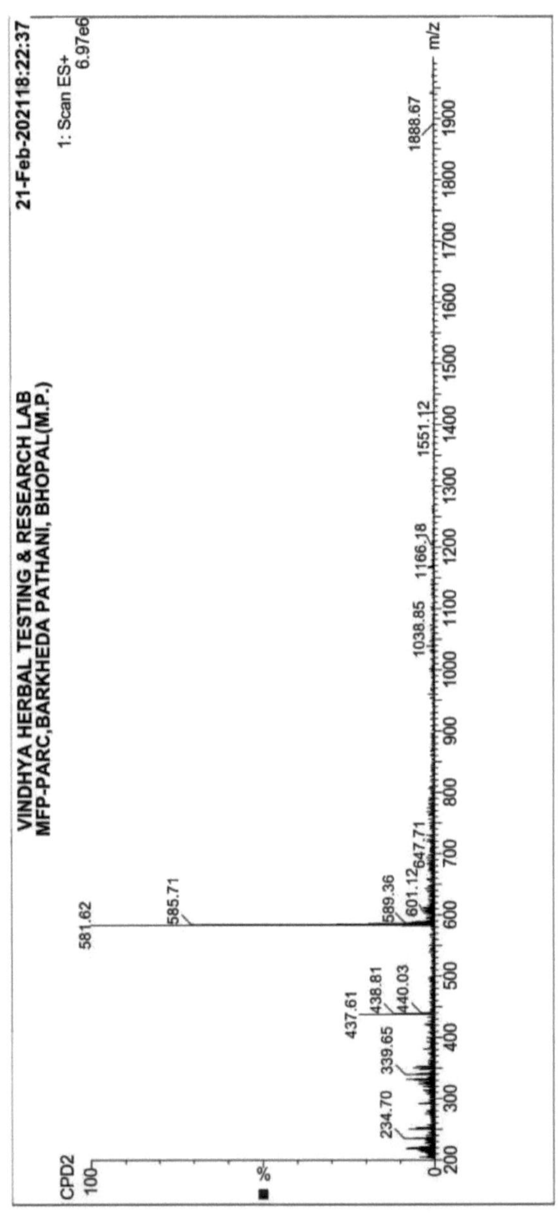
VINDHYA HERBAL TESTING & RESEARCH LAB
MFP-PARC,BARKHEDA PATHANI, BHOPAL(M.P.)
21-Feb-202118:22:37
CPD2
1: Scan ES+
6.97e6
100
%
0
581.62
585.71
589.36
601.12
647.71
437.61
438.81
440.03
339.65
234.70
1038.85
1166.18
1551.12
1888.67
200
300
400
500
600
700
800
900
1000
1100
1200
1300
1400
1500
1600
1700
1800
1900
m/z

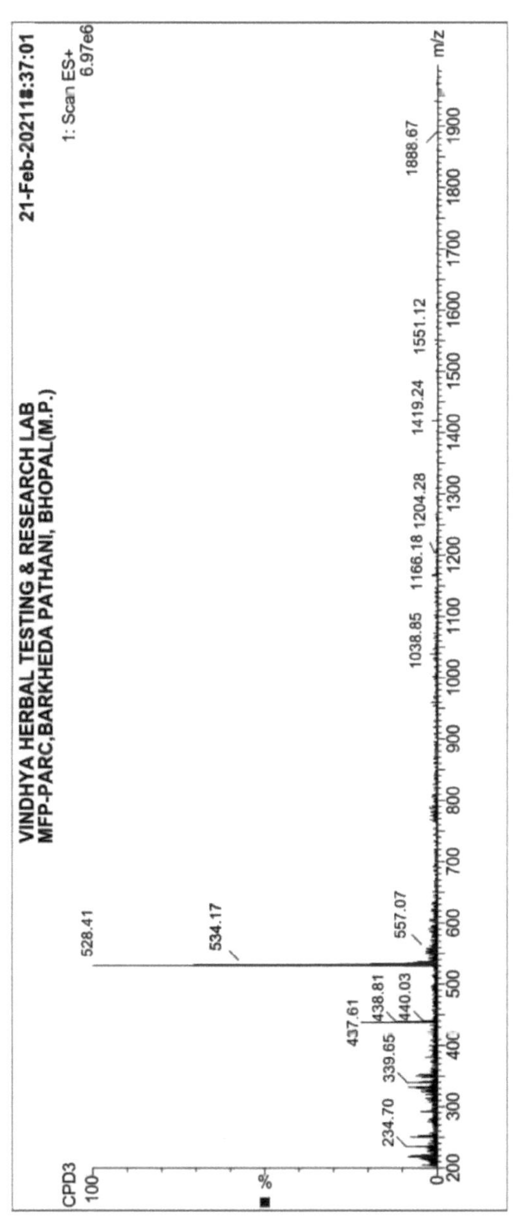

VINDHYA HERBAL TESTING & RESEARCH LAB
MFP-PARC,BARKHEDA PATHANI, BHOPAL(M.P.)
21-Feb-2021 :37:01
1: Scan ES+
6.97e6
CPD3
100
%
0
528.41
534.17
557.07
437.61
438.81
440.03
339.65
234.70
1038.85
1166.18
1204.28
1419.24
1551.12
1888.67
200
300
400
500
600
700
800
900
1000
1100
1200
1300
1400
1500
1600
1700
1800
1900
m/z

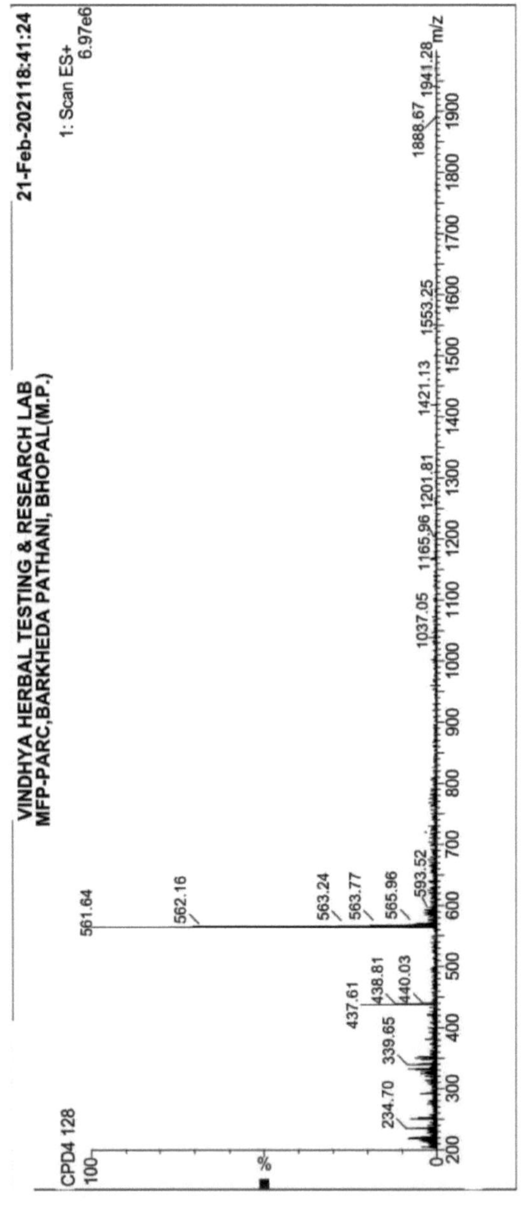
VINDHYA HERBAL TESTING & RESEARCH LAB
MFP-PARC,BARKHEDA PATHANI, BHOPAL(M.P.)
21-Feb-202118:41:24
CPD4 128
1: Scan ES+
6.97e6
100
%
0
561.64
562.16
563.24
563.77
565.96
593.52
437.61
438.81
440.03
339.65
234.70
1037.05
1165.96
1201.81
1421.13
1553.25
1888.67
1941.28
200
300
400
500
600
700
800
900
1000
1100
1200
1300
1400
1500
1600
1700
1800
1900
m/z

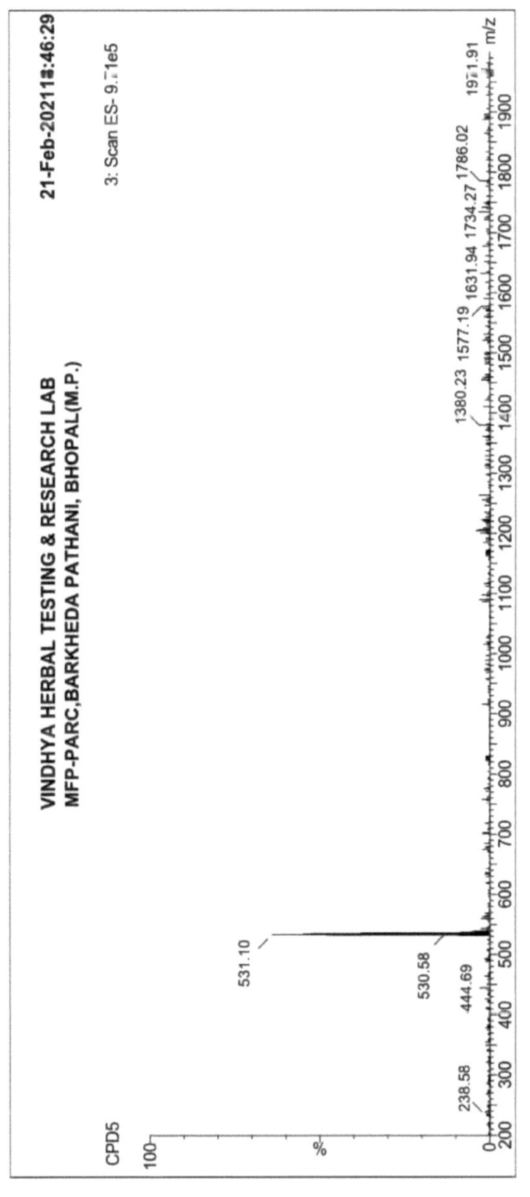
VINDHYA HERBAL TESTING & RESEARCH LAB
MFP-PARC,BARKHEDA PATHANI, BHOPAL(M.P.)
CPD5
100
%
0
531.10
530.58
444.69
238.58
1380.23
1577.19
1631.94
1734.27
1786.02
m/z
200
300
400
500
600
700
800
900
1000
1100
1200
1300
1400
1500
1600
1700
1800
1900

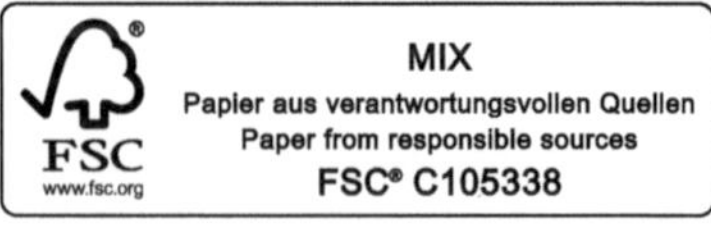

Printed by Books on Demand GmbH, Norderstedt / Germany